中医

临证拾珠

——名老中医刘新生临床经验集

◎刘新生 著

湖南科学技术出版社

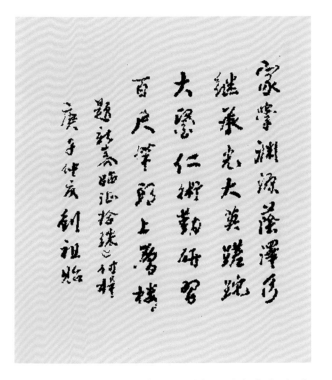

家學淵源蕴澤厚
繼承光大貴踏跪
大醫仁術勤研習
百尺竿頭上醫樓

題新書晒涭拾珠以付梓
庚子仲夏 劉祖貽

湖南中医药研究院首任院长、研究员、国家级名中医、湖南首批"国医大师"刘祖贻为本书题词

十載耕耘春復秋芸窗寂寂

牽牛窮經究典深鑽研博古

通今細運籌自古聲名勤里得

從千學問苦中求須變理乾坤

平濟世懸壺解病愁

一九七九年錄同窗同宦蒿名中醫師感賦

庚子仲夏日劉敬生書於漢唐山房

作者自题

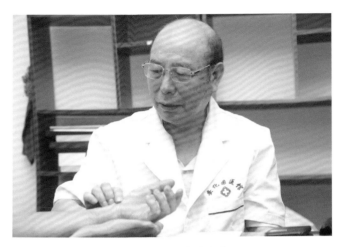

作者在门诊接诊患者

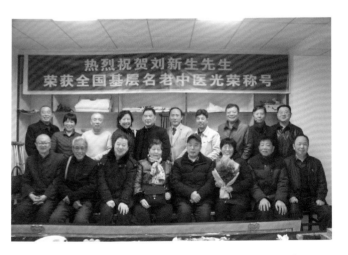

作者获全国基层名老中医专家光荣称号庆祝会师生合影

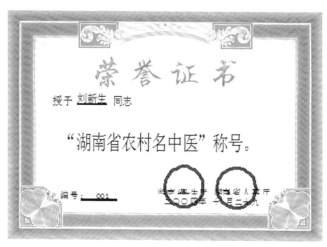

图为作者所获得省级名老中医荣誉称号证书

作者参加国际学术会议获奖证书

序一

刘新生，出生于中医世家，是我堂侄，按辈分，系刘氏医学第10代传人。从师从承，虽常向我请益，实则是得先严永康公亲授，且随侍日久，能尽得所传。

他天性聪颖，敏而好学，因只读过小学，深感不够，旋读私塾，潜修国学有年，大有进益，除学医之外，雅好诗文，著有《洗虑山房诗词集》，可见其文学素养深厚，这对学医很有好处。文以载道，文理通则医理易通。中医是中华文化的组成部分，源出一脉。故自来名医由儒而医者不少。学中医仅学东方文化远为不够，必须有好的国学功底，其成就一代名医，应与此大有关系。

做个好医生，要多读书，多临床，尤以后者最为重要。陆游说得好："纸上得来终觉浅，绝知此事要躬行。"书本上的知识，只有通过临床实践，才能转化为自己的东西，"实践出真知"即此理。新生的医路就是这样走过来的。他一直坚持在临床第一线，年过古稀，仍坚持不懈，由于医术医德俱好，声名远扬，求诊者甚众，虽僻处一隅，周围数县来诊者亦不少。因此，多年前就被评为"湖南农村名中医"。去年又被评为"全国基层名中医"。一个基层医生能被评为省级及国家级名中医，极为难得。评名医难，基层评名医更难。我很看重基层名医，他们在临床一线的一线，实践经验丰富，有过硬的真功夫，"从来高手在民间"。高等院校好些名中医，就是从基础遴选而来的，新生有过这样的机会，湖南中医学院就是选到了他，只是县里坚持挽留才未果。他写的这本书，可以看出是善于传承家学，能按中医思维进行辨证论治，又不囿于前人所说，有突破，有发展，篇幅不多而内容丰富。一个忙于诊务的临床家，是难得有时间写的，实是难能可贵。

这本书主要写的是新生自己的经验和感悟，它朴实少华，但介绍的经验很实在，很有用，因而很宝贵，是值得读的好书。不要小觑"经验"，它是前面所说经过临床验证的医学实践。科学讲究求证，中医是于实践中求证，这很符合"实践出真知"的认识途径，可称之为实践医学。这不同于西方医学，是在可控条件下于实验室求证的医学，是实验医学。这两者只是认识论、方法论不同，而产生的两种各具特点的不同医学形态而已，奢谈高下者皆是不明此理所然。由此可知，不能看轻经验，它不是简单、浅薄的知识，而是经过临床实践求证得来的结晶，我反复强调，就是要说明本书精华所在。谨以此言贡献大家，并请赐教。

国医大师刘祖贻
庚子仲夏于麓山小舍

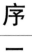

序
二

　　盛夏七月，刘新生老师托人送来了他的大作《临证拾珠——名老中医刘新生临床经验集》的样稿，说是请我过目指正，并为之作序。我闻之，不免有些惶恐，刘新生老师是我刚开始学医时中医函授班的老师，我系统地聆听中医课程就是始于刘新生老师，同时他也曾经是我的领导，哪有学生、下级为老师、领导作序的呢？并且我更怕词不达意写不好这篇序言，有辱老师的大作。然而有幸先于读者拜读了刘老师的大作之后，心中的感慨又不得不让我欣然奋笔，与其说是作序，还不如说是写一篇读后的感悟吧。

　　刘新生老师出生于湖南省益阳市安化县的一个中医世家。据传其祖上得清初吴三桂御医罴罴氏之真传，世代为医，名医辈出，享誉安化及周边区县，传至刘老师已第10代。刘老师幼承庭训，15岁即跟随其叔祖父永康先生习医，熟读《内经》《伤寒》《金匮》，旁及历代各医家名著，18岁开始悬壶执业，由于中医功底深厚，医德高尚，青年时期医名便晓喻一方，随着年岁推移其声名更是远播，是益阳市中医之最负盛名者。

刘老师从医 50 余年，从未间断临床，年诊疗人数都在万人以上，为很多的患者解除了疾病的痛苦，治愈了大量的疑难危重病症，让一个个医学上的不可能变为可能。本书是刘老师从医几十年来经验心得之总结。其中"医案拾萃"记录了其从医初期至近年临证中的具有代表性的案例 105 例，涉及内、外、妇、儿各科，每一例都显现出刘老师深厚的中医功底和娴熟的辨证论治技巧，蕴含着独特的临证思维方法，读后让人深受启迪。"医话拾珍"记录了刘老师亲历的 6 则医疗逸事，其叔祖父永康先生治疗毛发不生病异于常医的辨证思维，着实让人叹服。而祖传的"治骨繇方"治愈遗传性共济失调症，则说明了刘氏中医确有其过人之处，并非虚传。"验方拾要"收录了刘老师在长期的临床实践中总结出来的 40 个经验方，用之临床确有疗效。"用药拾得"是刘老师对 20 味常用中药临床运用的心得体会。其中如苍术配玉竹治糖尿病，配杞菊地黄汤治夜盲及视力减退；防风加入柴胡疏肝散中治疗妇人肝郁脾虚引起的月经不调，少腹乳房胀痛，纳食呆滞，诚属经验之谈。"医论拾微"收录了刘老师公开发表的论文 19 篇，都是其在临床中有感而发的思想火花。所有这些内容犹如一颗颗镶嵌在医海里的璀璨珍珠，读来给人以如获珍宝之感。

中医学是一门古老而又充满活力的具有广阔发展前景的医学，其活力的源泉和发展的动力，就在于它的理论构建在整体观念之上，治疗疾病则是以辨证论治为依据，所以整体观念和辨证论治就是中医学的灵魂，也是有别于其他医学的最鲜明的特点。中医学的整体观念认为，人体的各组织结构及其产生的生命活动是一个有机的整体，人与自然环境也是一个有机的整体，这种人体内环境与自然界外环境的统一性、人的机体自身的统一性的思想认识，就是中医学的整体观念。而辨证论治，就是运用中医学望、闻、问、切的诊察方法，全面了解患者的病症、舌象、脉象，抓住患者的主病主症，进行综合分析，辨明病变的部位和病变的性质，然后针对性地确定治法，并遣方用药的过程。纵观刘老师所治的每个病例，都是以整体观念和辨证论治的思想为指导，如开篇所列的4个感冒病，第一例见往来寒热，头重如裹，脘腹痞胀，舌苔白腻如积粉，辨证为湿温，用小柴胡汤合达原饮治愈。第二例抓住患者脉大无力，精神萎靡，面黄肌瘦，恶风怕冷的特点，以虚劳病治，投薯蓣丸而愈。第三例发热，烦躁神昏，大便秘结，舌红苔黄厚，以阳明腑实论治，用大承气汤取效。第四例发热，汗出，渴饮，心悸，气喘，唇绀肢冷，用生脉饮合桂枝厚朴杏子汤收功。此外，治支气管哮喘，咳喘咯痰，用大柴胡汤。支气管扩张咯血，用大承气汤。同样是冠心病，则分别辨为心肾阳虚，脉络瘀阻，用真武汤合失笑散；或辨为痰热互结，闭阻心脉，用温胆汤；或辨为气阴两虚，用生脉散合四君子汤。治疗胃下垂不拘泥于升提，而是注重患者的临床脉症，坚持辨证论治的原则，分别用枳实消痞丸或半夏泻心汤治之。治疗再生障碍性贫血，一则以心肾阴虚论治，予知柏地黄汤合当归补血汤；一则以脾肾阳虚论治，投右归丸合香砂六君子汤。治疗血小板减少症，一则辨为肝胃实热，迫血妄行，用消斑清黛饮治之；一则辨为心肾阳虚，血不循经，用右归饮合养心汤治之。这样的病例在书中随处可见，无一不体现了其辨证论治的思想。书中所载疑难危重病的辨治，则更体现了其高超的辨证论治水平。如晚期肝硬化患者，腹大如鼓，青筋暴露，胸胁胀满，动则气促，面色暗黑，下肢浮肿等一派危象，其根据患者皮肤干燥，心烦口干，舌红绛少苔，脉沉细数，辨证为肝肾阴虚，气滞血瘀，予滋肾养肝，行气化瘀方法调治而愈。又如红斑狼疮、脊髓空洞症、严重的类风湿关节炎这些被认为是不可治愈的疾病，都经过其辨治而恢复了健康。正是因为刘老师深谙辨证论治之道，并娴熟地运用于临床，才能创造出这么多医学上的奇迹，也为我们后学树立了一个标杆。

但反观目前中医界的一些现象，则不免让人堪忧。年青一代中医很少有人钻研经典，辨证论治水平日见下降，因而对自己没有信心，对中医学没有信心，不相信自己能用中医学的方法治好病。在临床中不是用整体观念、辨证论治的思维来选方用药，而是一味地用西医的病来套用中医的方，如高血压病就是肝阳上亢的代名词，一律用天麻钩藤饮；胃下垂就是中气下陷，一概用补中益气汤，这样的例子不胜枚举。如若是跟师学习，就只想老师传授几个秘方，而不是潜心学习老师的辨证思维方法。尤其在正规的中医院，基本上是以西医为主，中医成了装饰门面的摆设，住院患者的中医治疗率很低，能单独用中医中药解决问题的人很少，能解决疑难问题的人更少，长此以往，中医学将会日渐萎缩，名存而实亡，找个好中医看个病或将成为一件很奢侈的事。

当此之时，刘老师大作的出版，给我们送来了一份学习传统中医学的大餐，书中的每一个病案都是一个辨证论治的经典案例，它告诉我们，传统中医就是要这么做，传统中医治病就是要这么治，相信每个有幸读到本书的中医后学，一定能从中吸取到醇厚的中医学知识养份，更加坚定中医学自信，在传承和发展中医学的道路上薪火相传、一路凯歌。

后学　许启蒙
于湖南安化东坪

前言

刘老，生于1948年1月，湖南省安化县冷市镇人。中医学徒出身。副主任中医师，为中华全国中医药学会会员，中国中西医结合学会会员，安化县中医学会理事长，为首批"湖南省农村名中医""全国基层名老中医药专家"。

刘老家学渊源，系湖南省安化县金门山刘氏世医第10代传人。受业于叔祖父刘永康先生（为民国及新中国成立初期县内名医），尽得其传。又得其叔父刘祖贻国医大师的指导，医术不断精进，长期在基层医疗卫生单位工作，临证50余年，从未间断，积累了丰富的临床经验。其医疗声誉遍及本县及周边邻近县市，前去就诊者络绎不绝，每年接待门诊患者万余例。

本书全面地总结了刘老宝贵的临床经验，分为"医案拾萃""医话拾珍""验方拾要""用药拾得""医论拾微"等5个方面的内容。"医案拾萃"中收集了105个医案，这些病例都是临床上治疗比较棘手的疑难怪病，是现代医学认为原因不明，或原因已明，但目前没有特殊方法和治疗药物的疾病。"医话拾珍"中以医学随笔的形式讲述了作者在临床中遇到的一些医疗逸事和奇迹，以及对这些事件的感悟和深刻体会。在"验方拾要"中筛选了40个单方、验方，这些方药都是刘老在临证中经多次使用，反复验证，效果显著的经验集锦，具有简、便、廉、效的特点，很受广大基层农民群众的欢迎。特别是在20世纪六七十年代农村经济贫困，缺医少药的情况下，对保护人民群众的身体健康发挥了积极的作用。同时也记录了一个时代农村基层的医疗状况和中医药作出的巨大贡献。在"用药拾得"中，介绍了20种常用中药的心得体会，体现了刘老对药物性味功能的熟练、配伍使用的技巧，实为经验之谈。在"医论拾微"中选编了刘老在全国各级医疗期刊上公开发表及在各级医学年会上宣读、交流的学术论文、临床报道等文章19篇，还有些已散佚，未完全辑录。这些医论除少数为学术探讨外，均为临床报道，足见刘老学术底蕴之深厚和临床经验之丰富。一个长期从事临床的医务工作者，每天诊务繁忙，一般是没有时间进行写作的，他能在紧张的工作之余，抽出宝贵时间进行经验总结，这是难能可贵的，值得我们钦佩。

除此之外，刘老医德高尚，医风淳正，医术精湛，治学严谨。他淡薄名利，不图钱财；不该开的药坚决不开，不该做的检查坚决不做；用药简单、价格低廉、效果奇佳，在当地医名贯耳。求诊者众多，不矜技居傲，不诋毁同行，洁身自好，乐于医道，德高望重，不愧"全国基层名老中医药专家"的光荣称号。

罗　健　王卫国
于安化国医馆

第一章　医案拾萃

第四章　用药拾得

第五章　医论拾微

第一章 医案拾萃

第一节　肺系疾病

一、咳嗽（支气管炎）

黄某某，女，38岁。因咳嗽遗尿伴腰背酸痛8个月余，于1983年9月25日就诊。患者于8个月前因人工流产后感冒风寒，出现恶寒、发热、咳白沫痰，经住院抗炎及对症治疗1周后，恶寒发热好转，仍咳嗽不止。出院后曾服中西药（药物不详）无效，迁延8个月余。现阵发性咳嗽，咳白沫痰，咳嗽遗尿，日换内裤3～4条。精神萎靡，腰背胀痛，双膝酸软，经X线胸部透视，报告为支气管疾患。脉沉无力，两尺微弱，舌淡，苔白薄。诊为肾咳。予斑龙丸加减：熟地黄15 g，山茱萸12 g，鹿角霜20 g，鹿角胶10 g，枸杞子15 g，菟丝子10 g，桑寄生15 g，续断15 g，杜仲10 g，补骨脂12 g，煅龙骨15 g，煅牡蛎30 g，山药15 g，炙甘草5 g。嘱服10剂。二诊后诸症减轻，以此方服药30余剂痊愈。

按　《内经》云："五脏六腑皆令人咳，非独肺也。"又云："肾咳之状，咳则腰背相引而痛，甚则咳涎。"综合本案脉症诊为肾咳。因人工流产，调养失当，复感风寒，外邪乘虚入内，损伤下元，酿成肾虚咳嗽。以鹿角胶、霜及熟地黄、山茱萸、枸杞子、菟丝子、山药等补肾填精；桑寄生、续断、杜仲补益肝肾；龙骨、牡蛎等固涩收敛。共奏补肾填精、收敛固涩之功。投之立效。

二、哮病(支气管哮喘)

黄某某，男，35岁。因"咳嗽、痰鸣1周"，于1987年10月25日就诊。患者1周前感冒风寒，恶寒发热，咳白色稠痰，气促，喉中痰鸣，不能平卧。在当地医院抗炎输液，口服氨茶碱、甘草片治疗5日后，恶寒发热已解，但仍咳嗽，气促，喉中痰鸣。转诊于中医。现症：咳嗽，咳黄色浓痰，心烦，口苦咽干咽痛，胸胁胀痛（与呼吸无关），大便干结，小便短赤。脉弦滑，舌边尖红，苔白腻。既往无哮喘病史。X线胸片报告：两肺纹理增多，两肺门有小片状阴影。予大承气汤加减：柴胡12 g，黄芩10 g，大黄（后下）12 g，枳实10 g，浙贝母10 g，麦冬15 g，紫苏子10 g，桔梗10 g，杏仁10 g，竹茹10 g，甘草3 g。服3剂后，大便通畅，哮喘减轻，已能平卧。二诊去大黄，加桑皮10 g，服10剂后诸症皆平。胸片报告为两肺纹理稍粗，两肺门阴影消失。

按 本案诊为热哮，属肺胃不和，浊气上逆犯肺。用大柴胡汤疏理少阳气机，兼通阳明腑浊之气，热清火降，肺气通宣而自愈也。

三、咯血1(支气管扩张)

张某某，男，34岁。因突发咯血2小时，于1974年4月23日由人抬来就诊。患者于今日上午10时左右在田间烈日下劳动，突然咯血约一饭碗，几欲晕倒。由社友们扶持上岸在阴凉处休息片刻后仍咯血，遂用竹轿抬来我院。见面色苍白，精神疲惫，痰中带血。经X线胸部透视：两肺纹理稍增粗。血常规示白细胞偏高，血小板正常。诊断为支气管扩张。经住院抗炎、止血治疗2日后，咯血量减少，仍咯少量痰血，患者要求服用中药。邀余会诊：烦躁不安，口干饮冷，胸胁稍胀满，大便4日未行，脉洪大，重按无力，舌红苔黄。予大承气汤合泻白散加减：大黄（后下）15 g，厚朴10 g，枳实15 g，芒硝20 g，黄芩10 g，桑白皮12 g，地骨皮10 g，牡丹皮10 g，生栀子15 g，生地黄15 g，甘草5 g。3剂。1剂大便通，烦躁解，2剂咯血减少，3剂诸症已解，患者要求出院。出院带药于前方去大承气汤加白茅根15 g。10剂，嘱戒烟酒煎酪之品。

按 综合脉症，本案大咯血为下则阳明腑实，上则肺热壅盛，火热交加，逼血妄行所致。用大承气汤通腑降浊，用泻白散清泻肺热，肺与大肠相表里，上下同治，再配牡丹皮、栀子、生地黄等凉血清热之品，火热得清，血自消矣。亦为釜底抽薪之治。

四、咯血2（支气管扩张）

周某某，男，55岁。因反复咯血13年余，加剧半个月。于1975年6月20日就诊。患者约42岁时，因饮酒和食狗肉后，发现痰中带血丝，未予介意，约半个月后出现咯血，经当地医院服中西药治疗后好转。以后每逢饮酒，食酒酪辛辣之品后发作。轻则痰中带血，重则每次口吐1～3口鲜血。每发作1次服中药10余剂好转。近几年发作频繁。此次于半个月前因与其妻争吵发怒后出现咯血，经当地医生予咳血方10剂，效果不显而求治于余。症见痰中带血，偶尔咯鲜血1～2口，心烦，口苦口干，饮冷，胸胁胀痛，大便稍秘结，小便黄赤。脉弦数，舌边尖红，中心苔黄厚。X线片示：支气管疾患。中医诊为肝火犯肺。予龙胆泻肝汤加减：柴胡10 g，龙胆10 g，黄芩10 g，栀子15 g，生地黄15 g，郁金15 g，白芍15 g，牡丹皮10 g，桑白皮10 g，芦根15 g，芦荟10 g，甘草3 g。10剂。

二诊　诸症悉减。痰中稍带血丝，仍口苦。胸胁胀痛已解，大便已行。于上方去郁金、芦荟续服10剂。

三诊　痰血已止，余症悉除。恐寒凉伤胃，予前方加麦芽15 g，以保胃气，续服15剂，巩固疗效。嘱戒烟酒，少食辛辣，避免发怒。后很少发作，偶尔发作用此方服10余剂便愈。其处方保留多年。

按　本案咯血为肝火犯肺，木火刑金，方中柴胡、龙胆、芦荟、栀子、黄芩等清泻肝火，生地黄、白芍柔肝养阴，郁金疏肝理气，牡丹皮凉血止血，桑白皮、芦根泻火保肺。共奏泻肝、疏肝、柔肝、安血、保肺之功。投之，效如桴鼓。

五、肺痨 1（肺结核）

伍某某，男，45岁。因咳嗽、潮热、盗汗、日渐消瘦8个月余，于2013年10月18日就诊。患者于2月发现咳嗽，痰中带血丝5日后经当地医院打针服药后不效，转县人民医院诊断为右上肺结核。收住院治疗，患者服抗结核药1周后出现黄疸，转氨酶急剧升高而停药。12日后出院。后经服中药治疗，咳嗽减轻，痰血时止时现。且日渐消瘦乏力，夜间潮热盗汗。现症：消瘦，精神萎靡，稍咳嗽吐白稠痰，心烦，口苦口干，漱饮。半夜后全身发热，睡醒时全身内衣汗湿，食欲不振，脉细数，舌略红苔光。予清骨散合獭肝丸加减：青蒿10 g，银柴胡10 g，知母15 g，地骨皮10 g，胡黄连5 g，鳖甲10 g，太子参15 g，桔梗10 g，杏仁10 g，川贝母10 g，麦冬15 g，天冬15 g，生地黄15 g，百部20 g，沙参15 g，浮小麦15 g，甘草3 g。嘱服10剂。

二诊　咳嗽、潮热减轻，盗汗量减少，精神稍好转。但食欲仍不佳，于前方去生地黄、天冬，加藿香10 g，砂仁5 g，以护胃气，再服 10 剂。

三诊　潮热已退，盗汗止，食欲好转，精神大振，仍手足心热，守前方服 50 剂后，诸症基本消退。改汤剂为丸：黄芪 50 g，白人参 100 g，百部 100 g，知母 50 g，川贝母 50 g，天冬 50 g，麦冬 50 g，水桑皮 50 g，龟甲 50 g，鳖甲 50 g，玉竹 50 g，沙参 50 g，百合 50 g，阿胶 50 g，蛤蚧 1 对，紫河车 1 具，甘草 30 g，共研细末蜜制为蜜丸。服完后 X 线片示：右上肺絮状阴影消退，仅双肺纹理较多，基本痊愈。又服丸药 2 剂，巩固疗效。追访 2 年未复发，现在某单位做保安工作。

按　肺结核即中医之"肺痨"，因不能服抗结核药，改用中医药治疗。该证为阴虚痨热，先以滋阴降火之药退潮热、止盗汗以救阴；后佐以血肉有情之品滋阴生精。故服之效显。方中重用百部，以杀痨虫，《本草求真》云："百部甘苦微温，功尚杀虫，能除一切蛊毒，及传尸骨蒸。"传尸骨蒸即肺痨病，古人所谓痨虫者，即现在所称之"结核杆菌"。以此例为证，确实百部有抗结核之功效。

六、肺痨 2（肺结核）

谌某某，男，28 岁。患者因咳嗽、短气，逐渐消瘦，神疲乏力半年余，经某医院检查诊断为肺结核。服抗痨药 1 日后出现全身瘙痒，皮肤起红色疙瘩而停药。于 1996 年 10 月 15 日前来求余服中药治疗。现症：面色萎黄，神疲乏力，自汗盗汗，咳嗽短气，咯白稀痰，易感冒，食欲不振，脘腹胀满，大便稍稀溏，小便无异常。舌淡红，苔薄白，脉浮无力。予香砂六君汤加味：黄芪 20 g，西党参 15 g，白术 10 g，茯苓 15 g，法半夏 10 g，陈皮 10 g，木香 7 g，砂仁 8 g，山药 15 g，百合 15 g，浮小麦 30 g，扁豆 10 g，炙甘草 5 g，大枣 5 枚。10 剂。

二诊　精神好转，食欲稍增强，于前方改西党参为白人参15 g，加桔梗10 g，杏仁10 g，百部15 g。15剂。

三诊　诸症好转，守前方加冬虫夏草10 g。15剂。精神基本恢复正常，食欲大增，自汗、盗汗已止，并能从事泥工工作。又于前方加紫河车、蛤蚧为蜜丸服1年余，主证消退，体重恢复病前状态。经X线片胸透，病灶钙化已治愈，以后每年服丸药1剂，至今未复发。

按　本例病症诊断为肺痨（肺结核），脾肺气虚，脾虚在前，肺损在后。先以香砂六君汤补脾益气，使食纳增加，再加桔梗提升肺气，百部护肺杀虫；后以血肉有情之品补益精血，以资生气血之源。正气来复，邪气自消。亦即扶正祛邪，培土生金之治也。

七、感冒 1

莫某某，男，27岁。因恶寒发热，头身重痛1周，于1978年5月3日收入我院住院治疗。患者于1周前突起恶寒，发热收入某厂职工医院治疗4日，其热不退，转来我院治疗。用解热及抗炎对症治疗3日，完善相关检查，未发现明显病灶，遂诊为重感冒。其热仍不退，邀余会诊：全身乏力，头重如裹，烦躁不安，脘腹痞胀，厌食厌油，口苦咽干，便溏溲赤，午后往来寒热，恶寒少，发热多。体温上午38.3 ℃，下午39.2 ℃，舌淡红，苔白腻如积粉。中医诊为湿温。投吴氏达原饮加减：常山10 g，草果10 g，槟榔10 g，青皮10 g，石菖蒲10 g，黄芩10 g，知母15 g，炒栀子15 g，藿香10 g，甘草3 g。3剂。

二诊　疗效甚微，仅舌苔白腻减退。仍寒热往来，发热未退。改拟小柴胡汤合达原饮加减：柴胡10 g，黄芩10 g，法半夏10 g，茯苓15 g，草果10 g，厚朴10 g，槟榔10 g，青蒿10 g，炒栀子15 g，麦冬15 g，芦根15 g，藿香10 g，佩兰10 g，甘草3 g。3剂。

三诊　寒热往来已退，头身重着大减。舌上苔垢渐化，体温降至37.5 ℃，仍守上方3剂，病愈出院。

按　本例患者感受湿浊之邪，湿邪重浊黏腻，温蒸不化，故病缠绵难愈。且湿浊，生痰生热，而形成湿温。根据脉症，乃少阳膜原受邪，用吴氏达原饮实属方对其病，而为何收效甚微？是只注重膜原而忘其少阳，加小柴胡汤和解少阳两者兼顾。方中柴胡、黄芩和解少阳；法半夏、茯苓利湿化痰；草果、藿香、佩兰等温苦芳香以祛湿化浊；青蒿、栀子、芦根等清温除热；槟榔、厚朴顺气。使湿浊下行而出水道，精微上奉以行中道，直达膜原。又恐小柴胡汤中人参敛湿故去之。少阳之寒热解，膜原之湿浊除，故其病立愈。

八、感冒2

金某某，男，43岁。因精神萎靡，反复感冒1年余，于1975年4月3日就诊。患者素体虚弱，于1年前患感冒恶寒发热，经治疗后现症好转，尔后经常感冒，不能坚持工作，遂请病假到处求医诊治。在县医院几次住院治疗未发现其他疾病，均以"感冒"治之好转。但出院后又反复感冒，特来求余诊治。见精神萎靡，面黄肌瘦，头晕身困，恶风怕冷，稍活动则汗出。微喘，咳嗽，咯白色浓稠痰。厚衣被则觉身热，薄衣被则觉身冷，开门窗则恶风咳甚。并觉脘腹闷胀，食欲不佳，喜温饮。大便2日1次，色黄稀软，小便晨黄日清。舌淡红，四周白苔，中心嫩黄，脉浮大，重按无力。以脾肺气虚，卫表不固治之，以补中益气汤合桂枝汤加减：黄芪20 g，西党参15 g，白术10 g，升麻10 g，柴胡10 g，桂枝10 g，白芍15 g，桔梗10 g，杏仁10 g，法半夏10 g，茯苓15 g，甘草3 g，生姜2片，大枣5枚。嘱服7剂。

二诊 除精神好转外，余症亦然。自忖：实属药对其症，为何效果不显，乃细诊其脉，浮大无力，骤然想起《金匮要略》形容虚劳病的脉象为"夫男子平人，脉大为劳，极虚亦为劳"之句。患者脉大无力，为有形为外，不足于内也。当为虚劳病，气血阴阳诸虚之证。投薯蓣丸加减：薯蓣20 g，当归10 g，白芍15 g，生地黄15 g，黄芪20 g，红参15 g，神曲10 g，川芎10 g，白术10 g，麦冬10 g，杏仁10 g，桔梗10 g，茯苓15 g，柴胡10 g，阿胶10 g，干姜5 g，防风10 g，白蔹10 g，熟附子8 g，大枣5枚，炙甘草5 g。服7剂。诸症悉减，守方服20余剂后病愈。

按 本案患者禀赋不足，加之感冒后，可能解表发汗过甚，损伤精气，未予调养，以致更加体虚，经常感冒，又经常以感冒治之，如此恶性循环，造成阴阳气血俱损。先以脾肺气虚，卫表不固治之，用补中益气汤益脾肺之气，桂枝汤调和营卫，实属药证符合而效不显，只是在气血虚上用功，未顾及阴阳也。本案脉浮大无力，乃为虚劳之证。《金匮要略》曰："虚劳诸不足，风气百疾，薯蓣丸主之。"虚劳诸不足是指人体气血阴阳诸虚，抗病力弱，容易受外邪侵袭成病。治宜扶正祛邪。然脾胃为后天之本，气血生化之源，气血阴阳诸不足，非脾胃健运，饮食增加，以资生化之源不可。方中以薯蓣专理脾胃；红参、白术、茯苓、干姜、神曲、大枣等益气调中；当归、白芍、川芎、生地黄、麦冬、阿胶养血滋阴；柴胡、防风、桔梗、杏仁、白蔹等祛风散邪，理肺止咳；加附子以壮阳。诸药合用，共奏祛邪扶正之功，故投之立效。

九、感冒3

曾某某，男，25 岁。因高热 3 日，神昏乱语 1 日，于 1966 年 7 月 5 日就诊。患者于 2 日前下午在田间劳作，突起恶寒发热，遂回家卧病于床，自用紫苏生姜煎水饮之。次日发热更甚，自昨夜烦躁掀被，胡言乱语。清晨，其妻延余治之：面红耳赤，全身发热，额部触之烫手，大渴饮冷。神志时清时昏，时而乱语。大便 5 日未行，小便短赤。舌鲜红，苔黄厚燥，脉洪大数疾。诊为伤寒病，阳明腑实证。治宜通腑泻热，以大承气汤加味：大黄（后下）15 g，芒硝 20 g，厚朴 10 g，枳实 15 g，黄连 7 g，麦冬 15 g，生石膏 30 g，竹叶 10 g，甘草 5 g。3 剂。告其家属，病情危急。日 3 次，日夜兼服。2 日服完。

二诊　服剂半后，矢气频频，神情稍安；服完 3 剂后，泻下燥屎 10 余枚，病势大减。神志已清，热退身静。早餐已进稀粥 1 碗。苔转黄薄，脉浮稍数。仍觉口干咽燥，食欲不佳，恐泻下伤阴，改以清热养阴治之，以银翘散合参脉饮加减：金银花 12 g，连翘 10 g，芦根 15 g，红参须 10 g，麦冬 15 g，五味子 7 g，玄参 15 g，麦芽 15 g，甘草 3 g。服 5 剂。精神恢复，诸症消失，舌脉正常，已痊愈。

按　本例患者于暑月感受风热之邪，与阳明内热相搏而成为腑实之症。火热上犯心胞，扰乱神明，传变急骤，其势甚危。用大承气汤通腑泻热，黄连、竹叶、麦冬、生石膏等清心，降火，救阴。3 剂而病退，后以清热养阴之品调治而收功。可见张仲景为治本病所创大承气汤，乃千古经验之方。此病例为余出师以来所治愈的第 1 例危重病患者，特此录之。

十、感冒4

曾某某，男，42岁。因恶风发热，汗出，心悸喘息1日，于1965年10月20日就诊。患者素体阴虚，经常便秘，5～6日1次，亦无所苦。6日前感冒风寒，恶寒发热，头疼身痛，咳嗽胸闷气促。某医用荆防败毒散加减3剂不效。改延某医继治，未审便秘原因，误为伤寒热结在里，予加味大柴胡汤3剂。服2剂未完，泻下5～6次稀水样大便，不惟前症未减，反至病情加剧。邀余出诊。见发热，全身汗出，口渴引饮，心悸气喘，神疲少气，唇绀肢冷。脉沉细促，兼散之象，舌红苔薄白稍干燥。参阅前方，知为伤寒表邪未解，误下生变。阴液内渴，心阳外越，肺气不宣，营卫不调。治宜益阴固脱，调和营卫，肃肺定喘。予生脉饮合桂枝厚朴杏子汤主之：白人参15 g，麦冬15 g，五味子7 g，桂枝10 g，白芍12 g，厚朴10 g，杏仁10 g，甘草3 g，生姜2片，大枣3枚。2剂。水煎温服，日夜兼进。

次日复诊　恶风、发热已退，心悸、喘息汗出缓解。仍觉心烦、口渴漱饮，全身乏力，干咳喉痒。舌红苔少乏津，此表解后内热伤津之候，继须生津润燥，清热除烦，改拟人参白虎汤加减：白人参15 g，知母15 g，石膏20 g，麦冬15 g，杏仁10 g，玉竹15 g，芦根15 g，竹叶10 g，甘草3 g。5剂。

三诊　心烦口渴悉止，干咳喉痒减轻，饮食增加，大便软，2日/次，但觉精神困乏，活动时心悸微喘，用上方去石膏、竹叶，加黄芪15 g，玄参15 g，调养半月，逐渐恢复如前。

按　《伤寒论》云："太阳病下之，微喘者，表未解故也。"本案患者素禀阴虚肠燥，感冒风寒，恶风发热兼咳喘，本当调和营卫解肌祛风，止咳平喘治之。为伤寒太阳表虚证，前医以祛散风寒，更医未审便秘原因，以少阳腑实证，误用下法治之，更伤其阴津所致。酿成阴虚于内，心阳随汗外脱之危症，今喘、汗、渴3症俱急，用桂枝加厚朴杏子汤调和营卫以祛外邪；肃降肺气而平喘；生脉散滋阴养液以止渴；益气强心以固脱。二剂而表邪却，喘息宁，渴汗解。危象已除，然阴虚为本病之主因，后以人参白虎汤益气养阴兼清内热，再后以甘寒养阴之品以滋其阴，阴津足，其咳喘及便秘之久恙随之而愈。

十一、肺胀(喘息性支气管炎并肺气肿)

林某某，男，63岁。因咳嗽、气喘、胸闷30年，伴下肢浮肿1年，加重6个月，于1996年3月18日就诊。患者30年来，每逢冬春季节因受凉后咳嗽，气喘，经服中西药治疗，病情缓解，每服氨茶碱维持。近1年来，出现双下肢浮肿。6个月前因劳累、感冒后，上述症状加重，经某医院检查为"喘息性支气管炎并肺气肿"。住院治疗7日好转出院。于前天稍感冒后又发作，前来我院门诊。症见：咳嗽，胸闷，夜间憋气，不能平卧，动则气喘加剧。痰脓色黄。面部、下肢浮肿，腹胀不思饮食，口干思温饮。小便黄少，大便秘结。舌淡苔黄腻，脉浮数，重按无力。辨证为痰热内蕴，壅塞肺气。治宜宣肺清热，化痰平喘，佐以养心。予麻杏石甘汤合三子养亲汤、生脉散加减：麻黄10 g，杏仁10 g，桔梗10 g，生石膏30 g，葶苈子10 g，紫苏子10 g，莱菔子12 g，化橘红10 g，法半夏10 g，茯苓15 g，瓜蒌皮15 g，黄芩10 g，桑白皮10 g，太子参15 g，麦冬15 g，五味子10 g，甘草5 g。7剂。

二诊　上方服完3剂，症状稍减，7剂服完后，胸闷咳喘减轻，能平卧睡觉，痰量减少，面部浮肿消退，双下肢仍浮肿。守上方去法半夏，加泽泻15 g，车前子15 g，继进10剂。

三诊　咳喘基本停止，面部及双下肢浮肿消退，痰转清稀，腹胀减轻，能进饮食，口干饮水减少，小便转清，量增多，大便转稀，仅活动后稍气促。已知肺气得宣，肺热得清，于上方将麻黄改成蜜炙麻黄，去生石膏，加黄芪 15 g，再服 10 剂。

四诊　诸症消退，为防止感冒，减少复发，更方以善后：黄芪 20 g，太子参 15 g，防风 10 g，白术 10 g，玉竹 15 g，沙参 15 g，麦冬 15 g，浮小麦 20 g，马兜铃 10 g，阿胶 10 g，炙甘草 5 g，生姜 2 片，大枣 7 枚。服 30 余剂后停药，追访 1 年未复发。

按　本例因年轻时患咳喘，失于调治，久而损伤肺气。肺卫不固，易感风寒，此次因感冒致外来风寒之邪与体内久伏之痰热相搏，壅滞于肺，使肺气不宣，肃降失司。酿成此证。方中用麻杏石甘汤宣肺平喘，三子养亲汤降气平喘，法半夏、化橘、瓜蒌皮等开胸化痰，黄芩、桑白皮清热泻火，人参、麦冬、五味子养阴生津。标本同治，补泻合施而取得功效。为巩固疗效，以参麦饮、沙参麦门冬汤、补肺汤合用以益气养阴，清热润肺。

十二、肺痈(慢性迁延性肺脓肿)

胡某某，男，53 岁。因咳嗽、吐腥臭脓痰反复发作 3 年，加重半个月，于 1994 年 9 月 23 日就诊。

患者于 3 年前，因感冒出现恶寒发热，咽痛，咳嗽，在乡卫生院经退热、抗炎治疗 3 日后好转。未予继续治疗，仍咳嗽、吐脓痰，并伴胸痛。渐渐痰中带血，体力不支，遂去县人民医院检查诊断为"肺脓疡"，住院治疗半月，基本痊愈出院。出院后仍稍咳嗽、吐脓痰 5 个月后又发作，再次住院，如此反复发作，多次住院，未获根治。近半月来，症状加重，因迫于家庭经济困难，放弃住院治疗，前来求余服中药治疗，症见：形体消瘦，面色萎黄，全身乏力，头目晕眩，咳嗽气促，，吐腥臭脓痰，痰中带血丝，咳则胸痛，口干咽燥，五心烦热。舌淡红，中心苔薄黄少津。脉细数无力。诊为肺痈，乃邪热久羁，伤阴夺液，气阴两虚，治宜益气养阴，清热解毒。方用参脉散合百合固金汤加减：太子参30 g，麦冬15 g，五味子10 g，百合30 g，生地黄15 g，麦冬15 g，桔梗10 g，川贝母10 g，知母15 g，金银花15 g，蒲公英15 g，鱼腥草20 g，瓜蒌皮10 g，桑白皮10 g，生地榆15 g，白茅根30 g，仙鹤草15 g，甘草5 g。10剂。

二诊　服上药精神好转，五心烦热稍缓，痰中血丝已尽，脓痰亦有减少。仍觉咳嗽胸痛。于前方去地榆、白茅根、仙鹤草，加郁金10 g，芦根20 g，继服10剂。

三诊　诸症好转，胸痛减轻，虽痰量减少，但痰色亦如浓汁，舌苔薄黄已退，脉细数稍有力。饮食亦有增进，再守方10剂。

四诊　除咳吐脓痰外，余症基本消退，在益气养阴、清热解毒的基础上予托里排脓，生肌解毒，方拟：黄芪20 g，白人参15 g，麦冬15 g，天冬15 g，金银花15 g，连翘10 g，鱼腥草30 g，滇三七（研末）5 g，白及15 g，川贝母10 g，桑白皮15 g，败酱草15 g，甘草5 g。嘱服10剂。

服上药后脓痰逐渐减少，以后诸诊中随症稍作加减服50余剂后获痊愈，为巩固疗效，用祖传验方：百合30 g，桑白皮30 g，白沙参30 g，川贝母30 g，山药30 g，薏苡仁30 g，芭蕉心（根茎去皮）100 g，枇杷树根50 g，白色水鸭1只。将上药与鸭肉加水，放入少许食盐炖服。每月1次，连服3个月。一直未复发。

按　肺脓疡西医认为由化脓性病原体引起肺组织化脓坏死，导致肺实质形成脓腔的感染性疾病，属中医"肺痈"病。本例患者初感风热之邪，束袭于肺，因治疗不彻底，邪热久羁，壅灼肺脏，以致热壅血瘀，血败肉腐，化脓成痈。几经西药抗炎治疗，均未获根治。迁延日久，反复发作，伤津夺液，形成气阴两虚，正虚邪恋，治则宜扶正祛邪，法以益气养阴、清热解毒，方中以参麦饮加百合、生地黄等养气养阴，金银花、蒲公英、鱼腥草、川贝母、桑白皮、白茅根、地榆等清热解毒，凉血化脓。不用苦寒药，以免燥湿伤阴，待血止脓减，予以托里排脓，务使脓汁排于体外，扶正则邪退，邪退则正盛，正气充足，邪无羁所，进入良性循环。病自愈矣，为恐复发极宜养阴补肺以善后，用祖传验方中之药物补脾益肺，培土生金。方中之药皆为白色，取其色白入肺，加水鸭血肉有情之品，平平补之，得以彻底恢复。

第二节　心脑疾病

一、心悸 1(病毒性心肌炎)

蒋某某，男，28 岁。因神疲乏力，胸闷胸痛，心悸气促半个月，于 1998 年 5 月 3 日前来就诊。自诉于半月前因患流行性感冒，恶寒发热，心悸，气喘，鼻塞流涕等症，以病毒性心肌炎收入某医院住院治疗好转出院。现精神疲惫，全身乏力。胸闷，时而胸痛，心悸气促，动则加剧，少眠，食欲不佳。舌淡红，苔薄白，脉沉细结。心电图示：频发室性早搏。辨证为气血两虚，心失所养。予人参养荣汤加减：红参 15 g，黄芪 20 g，当归 10 g，白芍 15 g，白术 10 g，茯苓（朱砂衣）15 g，五味子 7 g，炙远志 7 g，酸枣仁 15 g，砂仁 7 g，郁金 10 g，木香 7 g，炙甘草 5 g。上药服 7 剂后，精神好转，饮食增加，心悸胸闷减轻。心电图示：早搏减少，于前方稍作加减服 50 余剂，症状全部消失，其间两次心电图复查正常。

按 病毒性心肌炎根据其病位、病症及主症属中医"心悸""怔忡"范畴，本案为外邪内含于心，伤气耗血所致。气血虚衰，心失所养，故出现心悸、胸闷、气促等症。以人参养荣汤双补气血，酸枣仁、远志、五味子养心安神，砂仁健脾开胃，以资气血生化之源。气血足而心得养，心得养而神自安，心神安定，心悸之症自除。

二、心悸 2（心血管神经症）

夏某某，女，38 岁。因心悸伴惊恐、失眠多梦 1 年余，于 1975 年 10 月 17 日就诊。患者素禀体虚，加之生育较多（顺产 3 胎，流产 2 胎），更加之丈夫常酗酒闹事，生活在担心恐惧之中。于去年上半年起感心跳急骤，一阵阵发作。经常失眠，眠时多梦，逐渐出现头晕目眩，食欲不振，日趋消瘦。终致不能坚持劳动。间歇服过一些中西药物，效果不显。而去县人民医院检诊，经心电图、胸部摄片等检查均无异常。仅动态心电图报告为：阵发性心动过速。服用一些镇静药，效果仍不显，其经治医师告知为神经官能症，建议用中医药治疗。遂来求诊：形体消瘦，精神萎靡，面白无华，精神清楚，心悸间歇性发作，劳作后更甚，发作时心率 100～130 次/min，无气喘胸闷，夜间失眠，易睡易醒，每晚睡眠时间约 2～3 小时。入睡时噩梦连连，常常发出惊叫。非常恐惧，特别怕见人家吵架，听到吵骂声心跳更加快速，饮食不思，见到不干净什物则恶心干呕。小便正常，大便 2～3 日 1 次，不硬不稀。舌淡红，苔白薄，脉细弦略数。中医诊断：心悸。属气血不足，心虚胆怯。治宜补气养血，宁心安神。予养心汤加减：黄芪 20 g，红参 10 g，当归 10 g，酸枣仁 15 g，柏子仁 15 g，茯苓（朱砂衣）15 g，法半夏 10 g，炙远志 7 g，五味子 7 g，首乌藤 15 g，珍珠母 30 g，琥珀 10 g，生龙齿 20 g，藿香

10 g，砂仁 7 g，麦芽 20 g，陈皮 10 g，炙甘草 5 g。服 10 剂。并告之病无大碍，可以治愈以宽其心，亦叮嘱其丈夫戒酒。

二诊　精神好转，心悸发作次数减少，睡眠有所改善。食欲增强，纳食增加，病情好转。守上方继进 10 剂。

三诊　精神持续好转，面色略显光华，心悸明显减轻；饮食大增，每晚能安睡 4～5 小时，魇梦亦减少，且能从事家务劳动。于前方加阿胶 10 g，再服 10 剂。

四诊　精神恢复正常，睡眠 6 小时以上，过度活动后仍心悸，但程度大为减轻，为巩固疗效于前方去藿香加广木香 5 g，10 剂，制成蜜丸，服后其症状消失。仅仍胆小怕事，与先天禀赋有关，属临床治愈。

按　本例患者素体虚弱，加之生育过多，调理失当，造成气血虚弱，心主神志，血不养心，心神无主，故心悸不宁，甚则怔忡。治宜补气益血，宁心安神。方中参、芪、归补气生血；酸枣仁、柏子仁、朱砂茯苓、远志、五味子、首乌藤等养血安神；珍珠母、生龙齿、琥珀等重镇安神。至于用藿香、砂仁、陈皮、麦芽等为醒脾开胃，增进饮食以资气血生化之源。气得其复，血得其生，自然心得其养，神得其宁，心悸自安也。但值得提出的是，此类患者多精神负担重，需开导、疏通其情志，以鼓舞其战胜疾病的勇气。药物治疗和精神治疗必须同时结合治疗。

三、心悸 3 [室性早搏（高血压心脏病）]

胡某，男，46 岁。因胸闷、心悸、动则气喘反复发作 4 年，于 2005 年 4 月 15 日就诊。患者自诉 5 年前劳累过度，突然眩晕欲扑，伴胸闷心悸，旋即入县人民医院检查，诊断为"高血压心脏病"。经住院治疗好转出院，服利血平、吲达帕胺、美托洛尔等降压、抗心律失常药维持。近 1 年来，头晕目眩，胸闷心悸日益加重，遂来我院求诊于中医。症见全身乏力，头晕头胀，胸闷胸痛，心悸气喘，动则加甚，心烦口干，不欲饮水，饮食正常，大便可，小便稍黄浑，舌红苔嫩黄薄尚有津，脉细促。体查：体温正常，血压 168/102 mmHg，脉搏 105 次/min，呼吸 27 次/min，心律不规则，室性早搏 8 次/min。心电图示：左心室肥大，频发性室性早搏。西医诊断为高血压心脏病，频发性室性早搏，室性心动过速。中医诊断：心悸。证属肾阴亏损，心火独亢。治宜滋补肾阴，养血宁心。方用玄麦地黄丸合黄连阿胶汤加减化裁：熟地黄 15 g，生地黄 15 g，茯苓 15 g，泽泻 15 g，牡丹皮 10 g，山茱萸 10 g，山药 10 g，玄参 15 g，麦冬 15 g，酸枣仁 15 g，阿胶 10 g，黄连 7 g，朱砂（水飞）3 g，佛手 10 g，炙甘草 5 g。嘱服 10 剂。并将西药吲达帕胺改换为硝苯地平片，美托洛尔继续服用。

二诊　服药后，头晕、头胀、眩晕减轻，胸闷、心悸好转。仍活动后加重，血压 140/95 mmHg，室性早搏 3 次/min，心率 92 次/min。于前方加白参 15 g，继服 10 剂。

三诊　诸症大减，血压降至 130/90 mmHg。苔转白厚，脉转浮稍数。能在户外活动，以后诸诊，守上方随症稍作加减连续服 50 余剂，基本痊愈。

按　室性早搏属于中医"心悸"、"怔忡"范畴。病因多由多种因素导致气、血、阴、阳的亏虚造成心神失养，或痰火瘀血阻滞心脉导致心神不宁所引起。根据本例所呈现的症候，属心肾水火不济所致。在人体正常的生理情况下，心火下通于肾以暖肾水则肾水不寒，肾水上承滋养心阴则心火不亢。治宜滋补肾阴，养血宁心。方中以玄麦地黄汤滋补肾阴；黄连、阿胶清心养血；加酸枣仁、朱砂安神宁心；佐以佛手理气和中，以防大量滋腻养阴之品损伤胃气。

四、胸痹 1(冠心病)

谌某某，男，62 岁。因神疲、恶寒肢冷、胸闷胸痛、心悸气促 3 年余，于 1978 年 8 月就诊。患者约 3 年前感胸闷胸痛，心慌气促，在本单位职工医院检查为"冠心病"，治疗好转，后反复发作，反复住院治疗。病情时缓时剧，近 1 年来逐渐加重。现症：神疲乏力，恶寒肢冷，阵发性胸前区疼痛牵引背部，有时痛如针刺。心悸，动则气促，口唇青紫，小便清长，大便 2 日 1 次不硬不稀。舌胖淡，苔白滑，脉结，两尺沉细。诊为心肾阳虚，瘀阻脉络，予真武汤合失笑散加减：熟附子 10 g，干姜 7 g，茯苓 15 g，白术 10 g，桂枝 10 g，白芍 15 g，五灵脂 10 g，生蒲黄 15 g，丹参 15 g，延胡索 15 g，川芎 12 g，炙甘草 5 g。服 7 剂。恶寒肢冷，胸痛缓解。再服 10 剂，胸闷胸痛已止。仅觉乏力，动则心悸气促，于前方去五灵脂、蒲黄、川芎，加黄芪 20 g，白人参 15 g，酸枣仁 15 g，服 20 剂后，精神大振，心悸气促明显减轻，舌象正常，脉转浮大，间有歇止，后又调治一段时间，基本痊愈。

按 冠心病一般归属"胸痹""厥心痛""真心痛"等范畴。本例大概属"厥心痛"证，因患者年老体衰，加之久病伤肾，以致肾阳虚损，肾阳不能上煦心阳，造成心肾阳虚，阳虚生寒，寒凝经脉，致血行不畅，瘀阻心络而成本病。治以温通心肾，活血化瘀，方中真武汤加桂、芍温通心肾之阳，失笑散合丹参、延胡索、川芎行气活血化瘀，故投之立效。后见瘀阻已散，恐久服耗血损血，加人参、酸枣仁益气养心调治，以巩固疗效。

五、胸痹 2(冠心病)

夏某某，男，62 岁。因心悸气促，胸闷，胸痛 5 年余，加重半个月，于 1998 年 5 月 7 日就诊。患者于 5 年前出现心悸气促，胸闷胸痛，甚则痛引肩背。经多家医院检诊为冠心病，原发性高血压病。常服硝酸异山梨酯片、美托洛尔、辛伐他丁、硝苯地平片等西药。其间间歇性服中药治疗（具体药物不详），时好时发。近半个月来，心悸气促加重，胸闷不适，时有胸痛牵引左侧肩背，胃脘部痞胀，稍咳嗽咯白色稠痰，心烦易怒，口苦口干，小便微黄，大便干结，形体肥胖，病前嗜好烟酒肥腻，现已戒除。舌边尖红、中心黄厚而腻。辨证为痰热互结，痹阻心脉。予温胆汤加味：法半夏 10 g，茯苓 15 g，陈皮 10 g，竹茹 15 g，胆南星 10 g，瓜蒌壳 15 g，郁金 15 g，厚朴 10 g，大腹皮 10 g，黄连 7 g，炒栀子 15 g，连翘 10 g，草决明 15 g，火麻仁 15 g，麦冬 15 g，灯心草 7 g，甘草 3 g。10 剂。只保留硝苯地平片和美托洛尔，其余西药停服。

二诊　心烦、口苦口干好转，胸闷胸痛缓解，大便已行，于前方去火麻仁加枳壳再服 10 剂，诸症减轻，守前方续服 30 余剂，症状基本消失。其后偶有复发，以此方服之即愈。

按　患者形体肥胖，又好食烟酒油腻之品，损伤脾胃，脾失运化，水湿内停酿成痰浊。痰浊郁久而化热，痰热阻于心脉而发生本证。以法半夏、陈皮、茯苓祛痰化浊；竹茹、胆南星清热化痰；黄连、栀子、连翘清热除烦；厚朴、大腹皮消痞；瓜蒌壳、郁金豁痰开胸；草决明、火麻仁润汤通便，导热下行。诸药合用，具有清热化痰、宽胸下气、理气消痞、宣通心脉之功能。药对其证，效果明显。

六、胸痹 3(冠心病)

凌某某，男，62 岁。因胸闷胸痛，气短心悸 10 年余，于 1993 年 10 月 3 日就诊。已经多家医院检查确诊为"冠心病、慢性心衰"。常服消心痛、潘生丁等少效。亦服过活血化瘀类中药效果不佳。现胸闷，心前区隐隐痛，心悸气喘，心中忐忑不安，动则更甚。唇稍绀，双下肢微肿，面白少华，口干少津，溲少便溏。舌红少苔，脉细数，予生脉散合四君子汤加味：红参15 g，黄芪20 g，麦冬15 g，五味子10 g，酸枣仁15 g，当归10 g，茯苓20 g，泽泻15 g，檀香10 g，炙甘草5 g。10剂。

二诊 诸症大减，再以上方服30余剂，能正常活动。胸痛、心悸基本消失，下肢水肿消退。

按 本例心悸殊甚，为宗气外泄之象。乃病程日久，心气大虚，心血耗损，心失气血所养，故"心中憺而动"。治宜益气养营，补血宁心，方中以参芪益心气，当归、酸枣仁养心血，麦冬、五味子收敛耗散之心气，茯苓、泽泻利小便以防水气上凌以强心，檀香疏理气机，诸药合力而使心之气血充足，宗气得敛，病自安矣。

七、迟脉症(病态窦房结综合征)

谭某某，男，62岁。因胸闷心悸气短伴头晕乏力2年余，于2003年5月20日就诊。患者于2年前出现胸闷、心悸、气短等症状，经省县两级医院检查诊断为"冠心病""病态窦房结综合征"，经服中西药治疗，效果不佳，心率经常徘徊在45～50次/min之间，患者因年龄偏大，且体质虚弱，不同意安装心脏起搏器。现症：形体消瘦，面色㿠白，头晕乏力，少气懒言，胸闷、心悸、气短，动则加剧，食欲不振，四肢不温，喜热饮，舌淡苔白薄，脉结代，按之无力。心率45次/min，室性早搏3～5个/min，无杂音。辨证为：心气虚弱，心阳不振，治宜温通心阳，益气复脉。自拟：黄芪30 g，红参15 g，桂枝10 g，白芍15 g，薤白10 g，枳壳10 g，熟附子（先下）10 g，酸枣仁

15 g，茯苓 15 g，花椒 5 g，广木香 7 g，炙甘草 7 g。服 10 剂。服药后精神好转，胸闷气短均好转。用此方随症加减服 70 余剂，诸症减轻，心率维持在 55～60 次/min，以后改汤剂为丸药服 1 年后，诸症消失，心率每分钟在 58～65 次。

按 病态窦房结综合征，西医认为多由冠心病、高血压心脏病及各种心肌疾病导致窦房结及其周围组织病态而引起窦房传导功能障碍。属中医"迟脉证"或"寒厥"范畴。本例患者，素体虚弱，加上高龄，经常感冒风寒，寒邪入内，羁踞于心，心阳不振，难以推动气血运行，故作迟脉之证。《内经》云："其脉迟者病。"又云："迟者为阴。"表明本病属阴寒证，治宜温通心阳，益气复脉。方中黄芪、红参补益心气；桂枝、附子、白芍温心阳而复脉；薤白、枳壳、花椒、广木香等理气开胸；酸枣仁、炙甘草养心定悸。本方为复脉汤、桂枝附子汤化裁而成。方中加花椒一味，尤能加强温阳散寒之功。《本草纲目》称花椒"纯阳之物，其味辛而麻，其气温以热"。

八、无脉症(多发性大动脉炎)

唐某某，男，46 岁。因腰膝酸软，背冷肢厥，双手无脉伴眩晕 1 年余，于 1974 年 12 月 5 日就诊。

患者长期在井下工作，经常身痛，腰膝酸软，平时常服风湿药酒治疗，尚能坚持劳作。于去年 4 月 13 日，突然晕倒，抬至矿山职工医院，因脉搏消失测不到血压，急送县人民医院，经抢救晕厥好转，仍无脉无血压，原因不明转省医院检诊，做动脉造影诊断为"多发性大动脉炎"。经多方治疗，效果不显，遂来求诊。见形体消瘦，精神萎靡，腰膝酸软，头晕目眩，胸背畏寒，四肢厥冷，舌质淡红，苔白薄有津，无脉（双侧寸口、跌阳等处未切到脉搏跳动）。诊为血痹。为寒湿之邪痹阻脉络，气虚血滞。

治宜益气温阳，温经通脉。方用麻黄附子细辛汤合当归四逆汤加减：麻黄 10 g，附子（先下）10 g，北细辛 10 g，桂枝 10 g，干姜 7 g，黄芪 30 g，红参 10 g，当归 10 g，赤芍 15 g，川芎 10 g，通草 10 g，甘草 5 g。服 10 剂。

上方连服 30 剂后，精神好转，眩晕减轻，胸背及四肢寒冷缓解，左肘窝及两侧趺阳脉切之有轻微搏动。血压 70/30 mmHg，守方继服 30 剂。诸症明显好转，寸口及趺阳等处均能切到脉搏，寸口脉仍沉伏迟弱，血压 90/60 mmHg。守前方再服 20 剂后，基本痊愈，改为浸酒每次服 30 mL，每日 2 次，以巩固疗效，以后均长期服用药酒，一次未复发，并又能坚持上班（调换了工种）直至退休。

按 多发性大动脉炎为主动脉及其分支的慢性、进行性、闭塞性的炎症，又称无脉症。病因尚不明确，目前西医无特殊治疗方法。本病与中医"血痹"相似，清代陈修园指出"血痹者血闭而不行"。临床极为少见。本案患者长期在井下劳作，感受寒湿之邪，阴邪久积，瘀涩脉络，正如《素问·调经论》云："寒独留则血瘀泣，凝则脉不通。"遂成无脉症。且阴邪易伤阳损气，阳虚气馁，更无力推动血流。细观患者病证，无不由此所致。故治宜益气温阳，温经通脉。方中附子、干姜、麻黄、细辛、桂枝散寒祛湿，温经通阳；黄芪、红参益气；当归、赤芍、川芎活血；通草通行气血。诸药合用可奏益气温阳，散寒通经，活血通络之功，投之立效。方中主药附子上温心阳，中温脾阳，下温肾阳，可温全身之阳，伍干姜其力道更增，细辛辛温发散、芳香透达为温经散寒要药，配麻黄其功效更强。其用量增翻，非如是之病，不得用如是之量。古有"单用不可过钱（约 3 g），多即气闷塞不通者死"的记载，也不可奉为金科玉律一成不变。特殊之症，可以重用，其效更显。当然一般情况下还须审慎。

九、肥胖症(高脂血症)

李某某,男,38岁。因形体肥胖,肢体沉重乏力,伴胸闷脘痞2年余,于2009年4月2日就诊。患者平素好食酒酪肥甘厚味之品,近3年来形体逐渐肥胖,并感神疲乏力,动则胸闷气喘。经医院检查为高脂血症。服用西药辛伐他丁类药物。8个月后,出现双下肢无力,即停药。近半年,行动时气喘加重,要求服中药治疗。形体肥胖,身重乏力,胸闷胸胀,脘腹痞满,动则头晕气促。口苦咽干,食欲强,纳食可,易饥饿。小便黄少,大便稍硬。舌淡红,苔嫩黄滑腻,脉弦滑。辨证为痰湿内阻,湿热蕴胃。治宜健脾、燥湿、化痰、清热、消脂。予二陈汤加味:法半夏10 g,茯苓15 g,陈皮10 g,苍术10 g,黄芩10 g,厚朴10 g,莱菔子12 g,枳壳10 g,知母15 g,火麻仁15 g,生山楂15 g,草决明15 g,荷叶10 g,玉米须15 g,甘草5 g。10剂。嘱坚持清淡饮食,适当运动。

二诊 胸闷胀,脘腹痞满减轻,大便变软,仍守前方10剂。

三诊 胸闷已舒,稍感脘腹痞满,口苦口干好转,大便变稀,于上方去火麻仁。加山木通10 g,再服10剂。

四诊 自觉症状基本消失,小便变清,大便仍稀,仍活动时气促,恐利泄损伤气阴,去山木通、莱菔子,加黄芪15 g,再服10剂。

五诊 食欲减退,饥饿减轻,纳食减少,体重减轻2.5 kg,血脂检查示:胆固醇、甘油三酯指标有所下降。守上方随症加减服30余剂后,临床症状基本消失,体重减轻,血液检查示各项指标接近正常。更方:黄芪15 g,山楂12 g,荷叶10 g,草决明12 g,玉米须10 g。每日1剂,水煎当茶饮,连服3个月后,血脂降至正常。

按 本例因饮食不节，脾胃受损，运化失健，聚湿生痰，痰从浊化，生为脂质。黏着于体内发为此病。祛痰、除湿、化浊、消脂为治本病的最佳方法。方中法半夏、茯苓、陈皮、苍术等化痰祛湿；厚朴、枳壳、莱菔子理气消痞化浊；知母、黄芩燥湿清热，以防湿郁化热；山楂、草决明、荷叶、玉米须、火麻仁等消脂通便。

十、中风痴呆（脑血管病性痴呆）

林某某，男，65 岁。因表情呆滞，反应迟钝，健忘 2 年，哭笑无常半年，于 1992 年 5 月 23 日就诊。

患者于 1990 年 2 月中风（脑梗死），左侧肢体活动受限，语言不利，二便失禁，经住院治疗，诸症减轻，肢体恢复尚可，能拄拐杖行走，但仍表情呆滞、健忘、惊恐。于去年 10 月再次中风（仍为脑梗死），又经住院抢救用中西药治疗好转出院，常服阿司匹林、曲克芦丁等西药。于今年 1 月病情加剧。在当地服中药治疗，效果不显，家属扶持前来就诊。见表情淡漠痴呆，语言含糊不清，问无所答，健忘，惊恐，见亲人都不认识，时哭时笑，视物模糊，入夜常见鬼影，非常恐惧。饮食尚可，小便经常失禁，大便稍硬。舌呈紫色，苔白薄，脉细涩，无力，证属肾精不足，经脉瘀阻，脑失所养。治宜补肾、填精、益髓、活血宁心安神。自拟补肾健脑汤：熟地黄 15 g，黄精 15 g，山茱萸 10 g，枸杞子 15 g，酸枣仁 15 g，炙远志 7 g，琥珀 10 g，石菖蒲 10 g，黄芪 20 g，升麻 10 g，丹参 20 g，赤芍 15 g，川芎 10 g，地龙 10 g，甘草 3 g。嘱服 20 剂。

复诊 神情稍好转，小便已能自制，声音增大，语言渐趋清晰，哭笑程度减轻。方药对证，无须增减，守原方继服 20 剂。

再诊 诸症减轻，能简单对话交流，问其早晨所进何种食物，尤能记忆一二，亦能叫出其妻儿姓名，哭笑及惊恐亦减轻，于原方加墨旱莲 15 g，女贞子 15 g，续服 30 剂。神情转佳，反应日趋正常，哭笑恐惧消失，生活能自理，将上方 20 剂量改成蜜丸以巩固疗效，3 个月后基本痊愈。再坚持每日服阿司匹林 100 mg，随访 2 年未复发。

按 脑血管性痴呆，是由多次发作的脑梗死病灶所致的认识功能全面减退。属中医"中风"范畴。此病虚实相杂，以虚为本，其根主要在肾。本案患者 2 次中风，致使脏腑阴阳失调，气血运行障碍，根据症证，属肾精不足，髓海不充，清窍失灵，气虚血瘀，神明失养，治宜填精益髓，活血宁神，方中熟地黄、黄精、山茱萸、枸杞子等补肾填精益髓；酸枣仁、远志、琥珀等养心宁神；丹参、赤芍、川芎、地龙等活血通络；石菖蒲醒脑通络。再加黄芪、升麻，一则载药上行以达病位，另则益气以行血化瘀。诸药合用，使肾精足而髓海充，瘀阻散而心神宁，精充神足，脑府复得清灵则痴呆自消矣。

十一、眩晕 1（颈椎间盘突出症）

李某某，女，43 岁。因眩晕反复发作 3 年余，于 1993 年 2 月 25 日就诊。患者于 5 年前因感冒风寒突感头晕目眩，天旋地转，旋即卧床，不能转动，伴恶心呕吐。经服眩晕停，静脉推注葡萄糖、溴化钙等好转。尔后经常因感冒、劳累后发作。经省县医院检查为"颈椎骨质增生""颈椎间盘突出"，服中西药治疗仍经常发作。现症：头晕目眩，头枕及巅顶部胀痛，头后颈部强硬，四肢麻木，舌淡苔白有津，脉浮弦。诊为外邪阻络，经脉不通，治以祛风散寒，通经活络。予桂枝葛根汤加减：桂枝 10 g，白芍 15 g，葛根 30 g，羌活 10 g，防风 10 g，藁本 10 g，制川乌（先下）10 g，当归 10 g，赤芍 15 g，川芎 10 g，红花 6 g。服

10 剂。

二诊　头晕，颈项强直减轻，四肢稍转温，仍麻木。于前方去红花加秦艽 10 g，经服 10 余剂后，诸症减轻，后用玉屏风散合补中益气汤加减 10 余剂调治，基本痊愈。

按　本案为颈性眩晕，由风寒瘀滞太阳经脉，经隧不通所致，治以祛风散寒、通经活络。方中重用葛根入太阳经柔筋解痉；桂枝温经通阳；白芍养血柔筋；羌活、防风、藁本祛风散寒；当归、川芎、红花活血通络；川乌大热散寒，能搜入骨之风。患者因初起感冒风寒，失于治疗，年长日久，深入筋骨。加之素体阳虚，无力抗御外邪，为沉寒痼疾。非此大热之品，不足以温散风寒。风寒散去，经脉通畅，气血流通则眩晕自消。

十二、眩晕 2(梅尼埃病)

张某，女，35 岁。因眩晕反复发作 3 年余，于 1979 年 9 月 23 日就诊。患者素体虚弱，加之劳心过度，渐至头晕目眩，心烦耳鸣，甚则晕倒于床，天旋地转，不能动弹。近 1 年来难于坚持工作，经省、地、县医院检诊为"内耳眩晕症"（梅尼埃病）。服中西药治疗效果不满意。现形体消瘦，头晕眼花，耳鸣失眠，心悸心烦，手足心热。舌质红，少苔乏津，脉小弦数。为肝肾阴精亏损，精亏髓空而致。治以补肝益肾，养阴填髓：生、熟地黄各 20 g，山茱萸 10 g，桑椹 15 g，女贞子 20 g，墨旱莲 20 g，知母 15 g，地骨皮 10 g，麦冬 15 g，鳖甲 12 g，首乌藤 15 g，服 7 剂后诸症减轻，续服 20 剂，眩晕基本消除，恢复工作。后用此方加龟甲胶、枸杞子为丸服用以巩固疗效。8 个月后随访，未见复发。

按　脑为髓海，肾主藏精，肾精亏虚，髓海不足，耳目失其濡养而至眩晕。方中熟地黄、生地黄、山茱萸、桑椹、墨旱莲、女贞子等补益精血，充填髓海；首乌藤养血安神；知母、麦冬、地骨皮、鳖甲滋阴清热。

十三、眩晕 3(神经症)

黄某某，男，45 岁。因眩晕扑倒，头部胀痛伴烘热 1 日，于 1975 年 8 月 9 日就诊。患者性情暴躁刚烈，嗜好烟酒，今晨因与邻居争吵，闷闷不舒，中午借酒消愁，约饮酒 8 两余，于下午 4 时左右，突然眩晕扑倒于工地，由人背回家中，其妻来医院延余初诊。现卧病于床，头晕目眩，睁眼觉天旋地转，头痛头胀以两侧太阳穴处更甚，伴有烘热抽挚感，烦躁不安。面色潮红，舌红苔黄腻，脉弦大数。症脉互参为肝阳夹风火上亢所致。以平肝潜阳，清热熄风为治：柴胡 10 g，白芍 15 g，天麻 10 g，钩藤 15 g，生石决明 30 g，白蒺藜 15 g，夏枯草 15 g，白菊花 10 g，生地黄 15 g，牛膝 15 g，黄芩 10 g，龙胆 10 g，甘草 5 g。服 5 剂后眩晕已止，头痛头胀减轻，能步行前来复诊。

二诊　守前方再服 7 剂。嘱戒烟酒，避免精神刺激。

三诊　基本恢复正常，于前方去龙胆加制首乌 20 g，再服 5 剂巩固疗效，追访 3 年未发。

按　患者禀赋性情暴躁易怒，怒则伤肝。加之喜饮烈酒，滋生湿热，郁久成火，暗耗肝阴。因与人争吵动怒，诱发肝阳挟风火上亢，上扰清空发为眩晕。治以平肝潜阳，清火熄风，方中柴胡、天麻、钩藤、石决明、夏枯草、蒺藜、牛膝等平肝、潜阳、熄风；生地黄、白芍柔肝养阴；黄芩、龙胆清肝泻火。本方具有平肝以熄风、柔肝以潜阳、清肝以泻火之功，故投之立效。

十四、眩晕 4(高脂血症)

李某，男，47 岁。因头目眩晕，烦躁易怒，伴胸胁胀痛 1

年余，于 2005 年 10 月 20 日就诊。自诉：由于家庭矛盾，精神郁闷，情绪不宁，常饮闷酒，渐至少言寡欢，烦躁易怒。于去年 5 月某日发生眩晕，经某医院住院治疗好转出院。诊断为：原发性高血压病，高脂血症。经服"硝苯地平缓释片"，血压已趋正常。但自觉症状无缓解。上周去医院化验，高密度胆固醇，甘油三酯含量仍如治疗前一样，未见好转。遂转诊于余。见精神抑郁，叹息频频，胁肋胀痛，胸闷脘痞，泛酸苦水，心烦易怒，口苦口干。小便微黄，大便秘结。舌红苔薄黄，脉弦滑数。诊为肝气郁结，胆热中蕴。治宜疏肝解郁，清热利胆。自拟方：柴胡 10 g，白芍 15 g，郁金 10 g，枳壳 10 g，黄芩 10 g，炒栀子 15 g，金钱草 20 g，山木通 12 g，生山楂 15 g，石决明 15 g，法半夏 10 g，茯苓 15 g，甘草 3 g。10 剂。嘱戒烟酒，忌食甘肥油腻之品。保持心情舒畅。

二诊　诸症减轻，尤以胸胁胀痛及泛酸苦水明显。仍口苦心烦，于前方加黄连 5 g，继进 10 剂。

三诊　由于自觉症状逐渐减轻，情志较前舒畅，叹息减少，心烦口苦好转，小便渐清，大便变稀，舌上黄苔减少。守方再进 20 剂。

四诊　诸症基本消退，精神、心情逐渐开朗。经本院血液检查，血清胆固醇及甘油三酯基本恢复正常。因本方太多寒凉，久服恐伤胃腑，去黄连、栀子，加泽泻 15 g，再服 20 剂以巩固疗效。

按　现代西医认为高脂血症是指人体血浆一种或数种脂质成分超过正常最高限值，是导致动脉粥样硬化的主要原因之一，与心脑血管疾病发生关系密切，危害性最大。本例患者由于长期精神抑郁，恼怒损伤肝胆，以致疏泄失度，清浊难分。胆为中清之府，能净脂化浊，胆气郁遏则清净无权，造成脂质代谢紊乱而引发本病。方中柴胡、白芍、郁金、枳壳等疏肝理气；栀子、黄芩、金钱草、山木通等清热利胆；茯苓、法半夏化湿祛痰；山楂磨消肉脂，石决明泻热通便。诸药合用，具有疏肝利胆，泻热通便之功。肝气舒畅，可以宣化脂质；胆府中降，可以净化脂浊；大小便通利可以排泄脂肪，三路并进，血脂自清。

第三节　脾胃肝胆疾病

一、胃脘痛1（慢性浅表性胃炎）

林某，男，46岁。因胃脘部反复疼痛1年余，于1989年7月3日就诊。自诉近1年来胃脘部经常疼痛，时而剧痛，时而隐痛，并觉心窝部时而灼热，喜热饮，常因食生冷物品或受凉后而诱发，有时呕吐痰涎及酸水，半年前胃镜检查诊断为"浅表性胃炎"。曾服用中西药均只能得到短暂性效果。现面色㿠白，体倦多汗，心窝部拒按，舌红暗，苔薄白，脉弦缓。诊为脾胃虚寒，痰淤阻滞。用香砂六君饮合小建中汤加减：明党参15 g，白术10 g，陈皮10 g，茯苓15 g，法半夏10 g，广木香7 g，砂仁7 g，桂枝10 g，白芍15 g，延胡索15 g，三七5 g。嘱服10剂。

复诊：患者服药后疼痛明显减轻，呕吐亦止，心窝部灼热亦减轻，再用前方加黄芪20 g，继续服用20余日，症状全部消失，精神大振，复能劳作。嘱患者注意饮食，避免着凉，将此方作为丸药调治3个月后，未见复发。

按　因患者素来体脾虚气弱，运化失司，水湿停滞于胃，久之，致使水湿痰瘀阻滞胃络，不通则痛，用香砂六君子汤合小建中汤益气温胃化痰。其兼症中有胃部灼热，时而剧痛是为瘀也，所以加延胡索、三七行气活血化瘀，而诸症悉减。故临床中诊治必须详细询问病症，反复斟酌后再处方用药。

二、胃脘痛 2(十二指肠球部溃疡)

龚某，男，42 岁。因胃脘部胀痛灼热伴嗳气泛酸 2 年余，于 1995 年 5 月 27 日就诊。患者平素好嗜烟酒，饮食时饥时饱，于前年上半年出现心窝部胀痛，自购胃病药服后症状缓解。由于服药不持续，疼痛反复发作，到当地医院以慢性浅表性胃炎治疗稍好转。到今年 2 月疼痛加重，经县人民医院胃镜检查为"十二指肠球部溃疡"。劝其戒烟酒，服药一段时间，时好时坏，效果仍不满意，遂求诊于中医。精神不振，面色萎黄，胃脘胀痛灼热，胸胁胀满，饥饿时更甚。嗳气，泛酸，恶心干呕，口苦喜温饮，小便微黄，大便稀溏。舌淡红，苔白腻，脉弦缓。诊为胃脘痛。证属湿浊中阻，肝胃不和。治宜燥湿化浊，疏肝和胃。予左金丸合不换金正气散加减：吴茱萸 7 g，黄连 10 g，柴胡 10 g，郁金 10 g，苍术 10 g，厚朴 10 g，陈皮 10 g，藿香 10 g，法半夏 10 g，茯苓 15 g，海螵蛸 10 g，甘草 3 g。服 10 剂。

二诊　胃脘部灼热胀痛及胸胁胀满明显减轻，恶心干呕减轻，仍口苦，稍泛酸，饥饿时胃脘部胀痛。于前方加黄芩 10 g，继服 10 剂。

三诊　精神好转，纳食增加，胃脘部及胸胁胀痛大减，呕恶吐酸基本消退，舌苔转白腻，于前方加白及 10 g，再服 10 剂。

四诊　诸症基本消退。为使溃疡愈合，更方为香砂六君汤加味：党参 15 g，白术 10 g，茯苓 15 g，法半夏 10 g，陈皮 10 g，藿香 10 g，砂仁 7 g，柴胡 10 g，白芍 10 g，黄连 7 g，海螵蛸 10 g，白及 10 g，甘草 3 g。10 剂。服药后精神恢复从前，食欲增进，所有症状消退，为巩固疗效，于前方续进 20 剂后，经胃镜复查溃疡病灶愈合，病告痊愈。

按　胃及十二指肠球部溃疡是由于胃酸、胃蛋白酶，消化胃肠道黏膜形成的慢性溃疡，属中医"胃脘痛"。本例患者嗜好烟酒，饮食时饥时饱，饮食不节，损伤脾胃，中焦运化失职，气机壅滞，久之影响肝之疏泄功能，以致肝胃不和。脾失运化则湿浊中阻，出现胃脘胀痛，呕恶等症；肝失疏泄则肝气横逆犯胃，出现胸胁胀满，嗳气泛酸等症。又兼胃之湿寒，肝之郁热，寒热错杂，形成"土壅木郁"之证。方中吴茱萸、黄连、柴胡、郁金等疏肝理气清热；苍术、藿香、厚朴、陈皮、法半夏、茯苓等燥湿化浊，降逆和胃。加海螵蛸制酸愈疡止痛。后加白及生肌止血，以促进溃疡的愈合。《内经》云："木郁之发，民病胃脘当心而痛。"提出胃痛的发生与肝脾有关。纵观本方，具有疏肝理脾之功能，故疗效显著。

三、痞满 1（慢性萎缩性胃炎）

吴某某，女，45 岁。因胃脘隐隐胀痛，嗳气泛酸 2 年余，于 1984 年 5 月 10 日就诊。患者素禀体弱，2 年前患者感心窝部胀痛，进食更甚，渐觉食欲减退，全身乏力。在当地医院服中西药治疗稍有缓解，但停药后即复发。经县人民医院胃镜检查确诊为"萎缩性胃炎"。服各种治胃病西药亦效果不显，遂求余诊治：精神不振，情绪忧郁，面白少华，胃脘隐隐胀痛，痛连两胁，嗳气泛酸，食欲欠佳，食生冷黏腻之品更甚。舌淡红，苔白，脉小弦，按之无力。诊为脾胃气虚，肝胃不和，治宜健脾和胃，疏肝理气，柴芍六君汤加味：党参 15 g，白术 10 g，茯苓 15 g，陈皮 10 g，法半夏 10 g，木香 7 g，砂仁 10 g，柴胡 10 g，白芍 15 g，郁金 10 g，厚朴 10 g，大腹皮 10 g，炙甘草 5 g。服 10 剂后诸症大减。后守此方加黄芪 20 g，服 50 余剂症状全部消失，恢复病前状态。

按 慢性萎缩性胃炎属中医"胃脘痛"、"痞满"等范畴。现代医学对其病因尚未完全明确，认为可能与饮食、营养不良、炎症、组织缺氧、免疫等因素有关。中医认为饮食不调，情志不畅是其主要病因。本例患者素体虚弱，加之平常饮食不节，损伤脾胃，又情绪忧郁，致肝郁气滞，肝气乘虚，横逆犯胃，以致脾虚肝旺，肝脾不和。方中六君子汤补脾益气，柴胡、郁金、木香等疏肝理气；砂仁、厚朴醒脾暖胃。诸药合用，有补土泻肝、调和肝脾之功效。

四、痞满 2（脂肪肝）

李某某，男，42岁。因神疲乏力1年余，伴脘腹胸胁胀痛1个月，于1993年3月12日就诊。患者嗜好烟酒肥甘之品，于1年前感全身乏力，脘腹痞胀，1个月前因酒醉后胃痛呕吐，输液后呕止，但觉胸胁胀痛，嗳气稍舒，服用西药和中成药，不见好转，遂来求余诊治。见形体肥胖，面色姜黄，头晕，全身乏力，食欲不振，脘腹胸胁胀满微痛，口苦口干，小便微黄，大便溏稀，稍里急。体格检查：血压 150/100 mmHg，肝在右肋下触及 3 cm，有压痛，脾未触及。实验室检查：谷丙转氨酶 110 U，麝浊 15 U，血清胆固醇 350 mg/dL，B超提示脂肪肝。诊为胁痛，属痰湿内阻，肝郁气滞。治宜祛湿化痰，疏肝理气。予二陈汤合柴胡疏肝散加减：法半夏 10 g，茯苓 15 g，陈皮 10 g，柴胡 10 g，白芍 15 g，郁金 10 g，石决明 12 g，山楂 12 g，槐花 10 g，桑叶 10 g，荷叶 15 g，莱菔子 15 g，薏苡仁 15 g，山木通 12 g，甘草 5 g。10 剂。

二诊 脘腹胸胁痛缓解，仍口苦溲黄，恐湿郁化热，于前方加黄连 6 g，炒栀子 15 g，服 15 剂。

三诊 脘腹胸胁胀痛大减，食纳增加，精神亦好转，大便成形，里急已消。于前方去莱菔子、山木通，再服 20 余剂。

四诊 自觉病状基本消退，舌淡红苔薄白，脉浮缓，实验室检查：谷丙转氨酶降至 48 U，麝浊、胆固醇降至正常单位。已基本痊愈。前方去黄连，加黄芪 15 g，玉米须 15 g，服 20 余剂，停药。嘱戒烟酒肥甘之品。追访 2 年，未复发。

按 脂肪肝是指肝内脂肪积蓄过多的病症，属中医"积聚""痞满""痰癖"等病症范围。本案患者因饮食不节，嗜好酒酪肥甘之品，损伤脾运，水湿聚而成痰，湿痰中阻而造成痞满。治宜祛湿化痰。方中以法半夏、茯苓、陈皮等祛湿化痰；柴胡、白芍、郁金、莱菔子疏肝理气；石决明、山楂、槐花、桑叶、荷叶等磨消肉食，消脂减肥；薏苡仁、山木通渗利水湿。余用此方治愈多例此型的脂肪肝患者，疗效非常满意。

五、下痢（慢性肠炎）

杨某某，男，35 岁。因小腹胀痛，下利白冻样大便 1 年余，于 1984 年 10 月 15 日就诊。患者于去年 7 月份因天热食西瓜解渴，入夜便觉腹部胀痛，继而泄泻水样大便，次日自购藿香正气丸服用稍好转，尔后经常腹痛泄泻。自去年下半年起泻下白色黏液大便。在当地医院服用黄连素、土霉素、痢特灵等西药和中药白头翁汤、黄连汤、参苓白术散等均效果不显。又去县人民医院检查诊断为"慢性肠炎"。服药无效，转诊于余：见精神不振，面色萎黄，脐周隐隐胀痛。泻下白色黏液大便，稍感里急后重，每日 2～3 次。便后痛减。全身乏力，四肢不温。食纳不安，喜热饮。舌淡红，苔白厚腻，脉弦小。证属寒凝肠胃，宿食停滞。治宜温中散寒，荡涤积滞。予大黄附子汤加味：大黄（后下）12 g，附子 10 g，桂枝 10 g，白芍 15 g，干姜 7 g，厚朴 10 g，枳实 15 g，槟榔 10 g，木香 7 g，甘草 5 g。5 剂。

二诊　服 3 剂，觉腹部阵痛，旋即泻下白色黏液状如酸枣仁大小硬便 10 枚，顿觉腹部胀痛减退，5 剂服完后，腹痛已止，白黏液已无，饮食亦增加，仍腹泻黄褐色稀溏便。于前方去大黄、槟榔，加明党参 15 g，白术 10 g，茯苓 15 g，陈皮 10 g，麦芽 15 g，大枣 5 枚。10 剂。服后全部症状消失而告愈。

按　根据本案脉症，乃寒凝肠胃，宿食停滞的实寒证，邪不去则泻难止。前医以西药抗菌消炎不效，中药以凉或温补收涩之品投之亦不效，致闭门留寇邪无去路，所以病情非但不减，反而加重。遂以通因通用之法，因势利导，用大黄附子汤加味温中散寒，泻积去滞，邪去泻自止矣。后用补脾健胃之品调养以善其后而收功。

六、胃缓 1(胃下垂)

卢某某，女，42 岁。因消瘦，胃脘胀满，隐痛 3 年余，于 1985 年 9 月 12 日就诊。患者素体虚弱，偏食辛辣香躁之品。于 3 年前因人工流产，失血过多。加之家境较贫困，营养补充不足，渐觉头晕乏力，食欲减退，进食则胃脘部痞胀，形体日渐消瘦。约半年后经某县医院钡餐透视诊为胃下垂，服中西药效果不佳，一直迁延至今。现症：消瘦，头晕乏力，面色萎黄，不思饮食，胃腹胀满，痞塞，得食后更甚。频频嗳气，恶心干呕，见不洁物品则呕恶更甚，喜温饮。胸背及四肢怕冷，大便时干时溏。舌淡红，苔白薄有津，脉浮缓，虚空。为脾虚气陷，痰湿内停。治以补脾益气，燥湿化痰。枳实消痞丸加减：黄芪 20 g，党参 15 g，白术 10 g，茯苓 15 g，陈皮 10 g，法半夏 10 g，枳实 15 g，桂枝 10 g，厚朴 10 g，神曲 10 g，麦芽 15 g，砂仁 10 g，生姜 3 片，大枣 5 枚，炙甘草 5 g。嘱服 10 剂。

二诊　服上药，精神好转，恶心干呕减轻，食欲大增，脘腹胀满稍减轻。守前方加升麻 15 g，柴胡 10 g，服 70 余剂，症状消失，体重增加，能从事轻体力劳动，钡餐检查胃下部升至正常位置。

按　胃下垂中医学称为"胃缓"。《灵枢·本藏》云："脾应肉……肉䐃不称身者胃下……肉䐃不坚者，胃缓。"明确指出肌肉瘦弱和肌肉不坚可造成"胃下""胃缓"。本案患者素禀体弱，加之偏食，营养不佳，形体瘦弱。又因人流失血过多，失于调养，身体更加虚弱，致使脾气虚损，中气下陷，无力升举胃体而下垂。脾失运化，水湿内停，酿成痰饮，阻结于脘腹而痞胀，形成虚痞。枳实消痞丸为治脾虚痞满，寒热互结而设。而本例脉症几无热象，故方中去黄连，加桂枝、砂仁等温化痰饮，醒脾开胃，使食欲增加。脾主四肢肌肉，脾胃功能增强则肌肉坚实，自然会托举其胃体上升。

七、胃缓 2(胃下垂)

雷某，女，42 岁。因脘腹痞满纳呆嗳气反酸 1 年余，于 1993 年 3 月 2 日就诊。患者于 1 年前，感脘腹部痞满不适，渐觉纳食减退，嗳气反酸，经服用西药胃舒平、西咪替丁及中成药陈香露白露、香砂养胃丸等药，效果不显。前来我处检诊。见脘腹痞满，嗳气，反酸，恶心干呕，神疲纳呆，间或上腹部胀痛。二便正常。舌红苔黄腻，脉弦滑。钡餐透视显示：胃黏膜粗厚，胃角位于髂嵴连线下 7 cm。西医诊断：胃下垂。中医诊断：胃缓。属湿热中阻，枢机不利。治宜清热化痰，降逆和胃。予半夏泻心汤加减：藿香 10 g，法半夏 10 g，茯苓 15 g，黄芩 10 g，黄连 6 g，炒栀子 15 g，陈皮 10 g，干姜 7 g，砂仁 7 g，厚朴 10 g，大腹皮 10 g，甘草 3 g，7 剂。服药后诸症悉减，舌苔黄腻减少，守前方加党参 15 g，继服 30 余剂，诸症消失。钡餐检查报告正常。

按　根据本例患者的脉症，为脾失健运，水湿痰热阻于中焦，脾胃不和，脾气不升，胃气不降，枢机不利所致。方中藿香、砂仁、干姜辛温之品以醒脾燥湿化饮，提升脾气；以法半夏、茯苓、陈皮、大腹皮等和胃降逆，行气散痞；以黄芩、黄连、栀子苦寒之品清热泻火。诸药合用，使脾胃调和，清升浊降，枢机通利，则胃缓自收。脏腑下垂，多以升提为治，所谓"陷者升之"。而本例不用升提，反用泻降而收全功，何也？主要是本证的病机为水湿痰热，阻于中焦，气机升降失司。以泻心汤辛开苦降，调和脾胃，使枢机运转则病自消。医者贵在变通，不能拘泥古板。

八、滞下（溃疡性结肠炎）

王某，男，54 岁。因反复泻下白色脓性便 5 年余，于 1984 年 7 月 23 日就诊。患者于 5 年前因感冒饮酒后，即出现腹痛腹胀，泄泻，服土霉素后好转，以后经常腹胀腹痛，大便溏稀，每食生冷或油腻之品即腹泻，发作后又服中西药治疗时好时发。逐渐觉精神不振，食纳减退，体重减轻，约 1 年后经常腹痛腹胀，泻下白色脓便，到省县医院确诊为"结核性结肠炎"，经多次住院和多处求医诊治疗效果不佳，而经人介绍求诊于余：见精神萎靡，形体消瘦，泻下白色脓便，每日 3～5 次，下腹部胀痛，泻下后减轻。不思饮食，自汗盗汗，口干不欲饮，小便黄少。舌红苔少，脉浮缓无力。为脾肺气阴两虚，予参苓白术散加减：白人参 15 g，茯苓 15 g，白术 10 g，白扁豆 10 g，山药 15 g，白莲子 15 g，砂仁 7 g，桔梗 10 g，薏苡仁 15 g，诃子 10 g，煅龙骨 20 g，煅牡蛎 30 g，赤石脂 10 g，炙甘草 5 g。10 剂。

二诊　腹部胀痛减轻，腹泻减少至每日 2～3 次，仍有少量白脓便。自汗盗汗、食欲亦好转。于前方加炒麦芽 20 g，再服 10 剂。

三诊　食纳大增，精神大振，稍腹胀，大便每日 1 次，色转褐黄成形，后以本方稍作随症加减服 30 余剂，症状消失。嘱避免饮食辛辣酒酪及不易消化之品，追访 3 年未发。

按　溃疡性结肠炎亦称慢性非特异性溃疡性结肠炎。中医学没有相对应的名称，一般将其归入"肠澼""滞下"。在治疗上李中梓曾提出"新感而实者，可以通因通用；久病而虚者，可以塞因塞用"。本案因病程日久，损伤肺脾之气，肺与大肠相表里，脾肺气虚，运化摄纳失司，水谷精微不升反降，形成大肠滑利之症。治以补脾益肺，涩肠止利。其中人参、白术、茯苓、白莲子等补脾；山药、桔梗等补肺；砂仁、薏苡仁利湿醒脾开胃；诃子、赤石脂、龙牡等固涩止脱。诸药合用，正切中久病必虚，虚则气散，散则不固之病机。

九、便血（胃出血）

王某某，男，42 岁。因心窝部灼热，大便色黑 2 个月余，于 1997 年 4 个月 25 日就诊。患者嗜好烟酒肥甘，于 2 个月前因醉酒后感心窝部灼热胀痛，进食更甚。未予介意，继续坚持劳动。渐感头晕、四肢乏力，并发现大便色黑。到当地医院检查为慢性浅表性胃炎（合并血性）、胃出血。住院治疗 10 余日后，心窝部胀痛减轻，但仍大便色黑，前来求诊于余。见面色萎黄，心窝部胀痛灼热，拒按，进食后胀痛更甚。心烦口干口苦，喜冷饮。大便色黑微干，小便微黄，舌边尖红，中心苔黄腻，脉沉弦数。属郁火犯胃，迫血妄行，予栀子干姜汤加味：栀子 15 g，干姜 3 g，黄连 7 g，黄芩 10 g，地榆 15 g，槐花 10 g，郁金 10 g，佛手 10 g，甘草 5 g。服 7 剂，戒烟酒辛辣之品。

二诊　诸症大减，大便开始转黄，于前方去地榆，加白茅根 15 g，再服 10 余剂，症状全部消失。

按　本例患者平素嗜好烟酒肥甘之品，湿热蕴于胃脘，郁久化火，火伤脉络，迫血下行，治宜清热散火。方中栀子、黄芩、黄连清热降火，地榆、槐花清热凉血止血，郁金、佛手性平理气消痞，加少量干姜辛散宣化。《内经》云："火郁则发之。"郁火宜清降尤宜发散，如不宣发虽清而尤不尽也。此栀子干姜汤组方之妙也。《伤寒论》载栀子汤加减凡七方，主治心中懊侬，胸中窒塞，心中结痛，胸满而喘。可见栀子汤治疗胃脘之功效。余用此方治疗多例诸如慢性胃炎、胆囊炎患者都获良效。

十、胁痛（慢性胆囊炎）

谌某，女，57 岁。因反复发作性右上腹痛 12 年，加重 1 个月余，于 1988 年 10 月 7 日就诊。患者于 12 年前开始出现发作性右上腹隐痛，伴脘腹胀满，纳呆，在当地医院诊断为慢性胆囊炎，予庆大霉素等抗生素治疗，症状缓解。此后常因饮食、劳累或感冒风寒而复发，每年发作 4～5 次，每次半个月或 1 个月余不等。近 1 个月来症状加重，出现右上腹持续性隐痛，伴左肩及腰背部放射性疼痛，恶心呕吐、口苦纳呆，大便稍稀，舌质淡红，舌红苔腻，脉弦紧。检查结果回报：体温、血压、血常规均正常。B 超示：胆囊积液，胆囊壁增厚，收缩功能减退。治以疏肝理气，清热泻火佐以化湿。处方：柴胡 10 g，白芍 12 g，枳壳 10 g，延胡索 15 g，郁金 10 g，金钱草 20 g，蒲公英 15 g，地丁 15 g，滑石 20 g，石菖蒲 15 g，藿香 10 g，甘草 3 g。共 7 剂。服后胁痛止，腹痛减轻，食欲好转。后以上方稍作随症加减服 40 余剂，症状全部消失。B 超复查：胆囊大小正常，积液消失，胆囊壁稍增厚。嘱其注意饮食，避免风寒，随访4年未发。

按 慢性胆囊炎属中医"胁痛"范畴。胆为六腑之一，以通为主，常因肝气郁滞，湿热瘀阻导致胆汁疏泄失常所致。本案患者第一次患病后治疗不彻底，迁延10余年，其中经西医抗炎、中药清热泻火治疗获短暂疗效，但仍未彻底治愈。是湿热壅滞肝胆日久，未能化湿利湿治之。余抓住其舌淡红，苔白腻，脉浮紧等特点，于疏肝利胆，清热泻火中加入石菖蒲、藿香、滑石清利湿热，所谓湿去则热孤，其孤热，则随湿一并去矣。使肝胆宁则病痊愈，后余用此方治10余例此病，均取得满意疗效。

十一、胁胀（肝病后综合征）

张某某，男，48岁。因胸胁胀满、头昏心烦，伴腰膝酸软4个月余，于1986年8月6日就诊。患者于4个月前患急性无黄疸型肝炎住县人民医院治疗48日，肝功能恢复正常出院。但仍觉身体不适，不能参加劳动前来诊治：觉胸胁胀满，入食更甚，头晕乏力，腰膝酸软，五心烦热，失眠多梦，口干漱饮，小便微黄，大便稍干。舌质红，苔少，脉弦小而数。诊断为肝肾阴虚兼肝胃气滞。予一贯煎加减：柴胡10 g，白芍15 g，郁金12 g，川楝子15 g，楮实子15 g，枸杞子12 g，续断15 g，桑椹子15 g，首乌藤15 g，胡黄连10 g，知母15 g，地骨皮10 g，甘草5 g。嘱服10剂。

二诊 五心烦热消失，诸症亦减轻。但觉神疲乏力，于前方去胡黄连、知母、地骨皮，加黄芪15 g，太子参15 g，再服10剂。

三诊 患者精神好转，纳食增加，腰膝酸软亦有所好转，但睡眠欠佳。于前方加柏子仁15 g，北五味7 g，连续服30余剂后痊愈。

按 肝炎后综合征是指各类肝炎病经治疗后，体格检查和实验室检查均未发现肝脏损害，但患者症状持久不退，包括胃肠、血管运动神经、精神神经症状等。本案患者由于长期从事脑力劳动，缺少体育锻炼，素体肝肾亏损，加之病程较长、用药等原因造成肝肾阴虚。方中以柴胡、白芍、郁金、川楝子养肝、疏肝、理肝；桑椹、续断、枸杞子、楮实子补肾填精益阴；胡黄连、知母、地骨皮清虚热；首乌藤养血安神。药精而功专，故投之立效。但值得指出的是本症临床不多见，诊断必须谨慎，以免将迁延性肝炎误诊为肝炎后综合征而延误治疗。再要注意不要使用损害肝脏的药物，还要注意解除患者的精神负担。

十二、鼓胀（晚期肝硬化）

夏某某，男，40岁。因乏力、消瘦，腹部肿胀6个月，于1967年10月7日就诊。患者于3年前患急性黄疸型肝炎，服中西药治愈（由于农村当时条件有限，只以临床症状消退为愈，未作肝功能检查）。去年10月某日夜间因在朋友家喝酒后与妻同房，即渐觉精神不振、胸腹胀。之后每逢饮食后遗精。觉纳食渐减，腰膝酸软，日渐消瘦。因恐影响集体劳动，天天强打精神，坚持出工。于今年4月，体力实在不支，且腹部日渐肿大，进食后腹部更加胀痛，去县人民医院检查确诊为晚期肝硬化。经住院治疗1个月余，疗效不佳，建议转省级医院治疗。因家庭生活困难，遂罢医回家。停服西药利尿药后，腹部越肿越大，终至卧床不起，病情十分危重，家人抱着一线希望用轿抬来求余诊治。见形体消瘦，精神萎靡，少气懒言，面色暗黑，腹大如鼓，按之里硬，青筋暴露，胸胁胀满，动则气喘。下肢浮肿按之凹陷，皮肤干燥，心烦口干，小便短少黄赤，大便干结，数日不行。舌质红绛少苔，脉沉细数，诊为鼓胀。属肝肾阴虚，气滞血瘀。治宜滋肾养肝，行气化瘀，处方：白人参 20 g，麦冬 15 g，生地黄 20 g，山茱萸 15 g，柴胡 10 g，白芍 15 g，郁金 12 g，鳖甲 10 g，丹参 15 g，三棱 10 g，莪术 10 g，佛手 10 g，大黄（先下）10 g，山木通 12 g，泽泻 15 g，茯苓 15 g，猪苓 12 g，炒栀子 15 g，火麻仁 20 g，甘草 5 g。嘱服 10 剂。

二诊　延余到家中改方，患者诉服 3 剂时，精神稍好转，服 5 剂时觉肠鸣，脐周稍感疼痛，便下燥屎少许，脘腹胀满稍减。服 10 剂后，精神大有好转，食纳增加，腹部鼓胀稍减，下肢水肿明显减退。大便 2 日 1 次，质软，于前方去大黄，以免苦寒泻下伤阴，加玄参 15 g，龟甲 10 g。用甘寒、咸寒养阴清热，再服 10 剂。

三诊　由其父代诉。诸症减轻，小便次数增多，五心烦热亦好转，食欲增进，于前方去炒栀子、山木通，恐过度寒凉渗泄伤阴，加鸡内金 10 g，以消食除痞。又服 10 剂。

四诊　由其父陪送步行 10 余里来诊。精神大振，言语有力，饮食有味，腹部膨胀减半，青筋变小，能平卧，腹部变软。舌转红色，已布少许津液。仍守前方服 15 剂，并嘱继续戒房事，多食鸡蛋、豆浆、蔬菜食物。

五诊　患者前来更方，脘腹胸胁胀痛已除，腹部稍膨大，肚脐已突出，大便稍正常，于前方去火麻仁，服 15 剂。以后以本方稍作对症加减，共服 150 余剂，自觉症状全部消退遂停药。

按　晚期肝硬化腹水是一种常见的慢性进行性弥漫性肝病。属中医"鼓胀"或"单腹水"范畴。《灵枢·水胀》云："腹胀，身皆大，大与肤胀等也，色苍黄，腹筋起，与其候也。"说明古人对本病早有认识，患者有肝炎病史，加之临床症候治愈，但限于条件，未作化验室检查，可能肝功能损害尚未完全修复，造成慢性迁延性肝炎。平素饮食不节，更于饮食后同房，后经常遗精以致肝肾阴伤，阴损及阳，阳气虚弱不能运化水湿，停积中焦故腹部膨大，气虚不能推动血流，瘀积腹部，而腹部脉络怒张。气血失畅以致肝郁气滞而至脘腹胸胁胀痛，诸般症候皆因肝肾阴虚所致。所以治宜滋肾养肝，行气化瘀。方中人参、麦冬、生地黄、山茱萸等滋补肝肾之阴；柴胡、白芍、郁金、佛手等疏肝理气；三棱、莪术、丹参、鳖甲等活血化瘀软坚；猪苓、茯苓、泽泻、山木通、知母渗湿利水；火麻仁伍轻剂量大黄可润便通便，均针对症状而施。服10剂便出现转机，以后随症加减服百余剂而病愈。通观本方有补正而不恋邪，祛邪而不伤正，补阴而不碍阳，行气而不耗气，活血而不损血，通利而不损阴，泻下而不累气，补泻有度，攻守有制，正切中本虚标实之病机，使之治愈。

十三、疟癥块（早期肝硬化）

张某某，男，45岁。因右胁肋胀痛1年余，伴乏力纳呆3个月，于1988年6月13日就诊。患者于20年前患疟疾，治愈后觉胸腹部不适，进食后更甚，嗳气得舒，在当地间歇性服中西药治疗，时好时坏，并遵医嘱已戒烟酒。于1年前觉胁肋胀痛，进食呕吐，全身乏力。到县人民医院检查为慢性肝炎、早期肝硬化。经住院治疗，肝炎基本痊愈。但肝硬化未有好转，出院建议服中药治疗。在当地服中药治疗，仍未见好转，且近3个月觉精神不振，食欲减退，不能坚持正常劳动而来就诊。现头晕乏力，右胁肋胀痛，脘腹膨胀，食欲不振，小便短少，舌暗红，苔白薄，脉沉缓。体格检查：肝于右锁骨中线肋下未扪及，脾肋下触及6cm。实验室检查：肝功能正常，白细胞总数4.2×10^9/L，红细胞0.35×10^{12}/L，食管造影有轻度静脉曲张。B超示：早期肝硬化，轻度腹水。拒绝住院治疗，综合脉症诊为气滞血瘀，水湿停滞中脘。予自拟活血消癥汤治之：柴胡10g，赤芍15g，郁金 10 g，丹参 15 g，土鳖虫 10 g，泽兰 10 g，九消草 20 g，莪术 10 g，木通 12 g，茯苓 20 g，泽泻 12 g，沉香 7 g，槟榔 15 g，凌霄花 15 g，甘草 3 g。嘱服 20 剂。

二诊　胁肋胀痛、脘腹膨胀减轻，食欲稍增加，仍乏力。于前方加黄芪 20 g，潞党参 15 g，再服 20 剂。

三诊　自觉症状全部消失，舌脉恢复正常，复查肝功能、血常规均属正常范围，脾在肋下触及 1 cm，肝未扪及，超声波提示已恢复正常。再于前方去莪术、土鳖虫、木通、槟榔、沉香，加鸡内金 10 g，麦芽 15 g，白术 10 g，服 15 剂巩固疗效，随访 5 年未复发。

按　本案肝硬化患者属中医"虐癥块"范畴。由于患者年轻时患疟疾，病后失于调理致肝脾气滞血瘀。气滞不能化气行水，致水湿停留中焦。故治宜活血化瘀，渗利水湿。方中柴胡、郁金、槟榔、沉香等疏肝行气；赤芍、丹参、莪术、凌霄花，九消草等活血化瘀消癥；木通、茯苓、泽泻渗湿利水。后佐以益气健脾、健胃消食之品调理，正寓张仲景"见肝之病，当先实脾"之意。

十四、呕吐(幽门梗阻)

林某某，男，52 岁。因胃脘胀痛，频繁呕吐 10 余日，于 1984 年 6 月 7 日初诊。患者于 10 日前因饮酒后感胃脘部胀痛，逐渐加重，饭后堵塞，泛酸，继而呕吐，多为水样物，吐后方舒。进而每日 10 余次，饮食后立即吐出，经某医院钡餐透视诊断为幽门梗阻。西医曾用消炎、解痉止痛、镇吐输液 3 日后，稍有缓解，但停药后立即发作如前。即来求诊：痛苦病容，神疲短气，胃脘胀痛，口苦咽干，喜冷饮，饮入即吐，小便黄赤而短少，大便 6 日未行，脉弦大而数，舌红苔黄腻。治宜清泻肝胃，通腑降逆。予小承气汤合左金丸加减：大黄（后下）15 g，厚朴 10 g，枳实 15 g，柴胡 10 g，吴茱萸 6 g，黄连 5 g，黄芩 10 g，炒栀子 15 g，柿蒂 10 g，赭石（布包）30 g。5 剂。

二诊　患者诉服 1 剂仍呕吐，但次数减少。待服 2 剂后，感腹内气胀肠鸣，呕吐减轻。3 剂泻下燥屎半盆，顿觉胃脘胀痛减轻，呕吐已止，渐能饮食。服完 5 剂后，呕吐完全停止，腹鸣腹泻每日 2～3 次。但觉精神不振，纳食差。于上方去大黄、赭石、柿蒂。加黄芪 15 g，太子参 15 g，麦芽 15 g，鸡内金 10 g，藿香 10 g，10 剂。嘱戒酒。服药后痊愈，一直未复发。

按　幽门梗阻属中医"关格"范畴。关指大小便不通；格指格拒，饮食难下。本例患者平素嗜酒，酿成湿热，损伤肝胃。肝气横犯胃脘，而成格逆。其脘腹胀痛，口苦，泛酸，皆肝火犯胃之征。湿热、郁火阻于中焦，升降失调，浊气上逆而呕吐不止。方中以小承气汤通腑泻浊，柴胡、黄芩、黄连、栀子等清肝泻火，赭石、柿蒂下气镇逆，尤以吴茱萸一味，在诸苦寒药中佐以温辛，取辛开苦降之义，微辛可以疏理气机，宣化火邪，正如《内经》所云"火郁则发之"之意义所在。

十五、异食症

刘某某，男，54 岁。因好食食盐 3 年余，于 1974 年 5 月就诊。患者平素好食咸味，近 3 年来除饭菜中重放食盐外，总是随身携带食盐，不时入口咀嚼，且愈食愈多，近半年来感头晕、肢体乏力，其家人恐其患有其他疾病，遂来我院检查。经 3 大常规化验和 X 线片检查均为未发现异常，转看中医：面色萎黄，头晕乏力，食盐不但不觉味咸，反觉味香，亦不觉口渴，饮水少，纳食、二便正常。舌淡苔白薄而润，脉沉细无力。脉症互参辨证为脾肾气虚。治宜补脾益肾，予异功散合二至丸加减：党参

15 g，白术 10 g，茯苓 15 g，陈皮 10 g，黄芪 15 g，墨旱莲 15 g，女贞子 15 g，山茱萸 10 g，甘草 5 g。服 7 剂。自述服药后头晕乏力好转，口中已渐觉咸味，已不需携带食盐，见盐亦能自控，守方服 30 余剂，诸症悉除。

按　西医认为本证与寄生虫病有关，但本例经大便镜检只有少量蛔虫卵，而未发现钩虫卵，故可排除钩虫病。中医认为出现苦、酸、甘、咸、辛味分别为心、肝、脾、肾、肺有病。然患者好食咸味，乃口中味淡也。口淡由脾胃气虚所致，而好食咸味，最甚时连食盐而不知其咸反觉其香，可推之为肾气亦虚。因为肾有实热为口咸，而肾虚则不知其咸，须咸味之品补充之，故好食咸味。本方以五味异功散加黄芪可补脾胃之气，二至丸加山茱萸可以补益肾气，二方合用有补脾益肾之功。故三年之痼疾，迎刃而解。

第四节　肾系疾病

一、水肿 1(慢性肾炎)

谌某某，女，47 岁。因头晕、乏力，头面部浮肿 1 年余，于 1990 年 4 月 20 日前来就诊。患者自诉 1 年前因感冒风寒，恶寒发热，咳嗽，吐脓痰，咽喉肿痛，自服感冒药（具体不详），效果不佳。到县人民医院检查为急性肾小球肾炎，经住院治疗半个月后，除小便化验尿蛋白（＋＋＋）外，其他症状消失。半年后仍如此，后到省医院诊断为慢性肾炎，服大剂量激素和各种中药后，尿蛋白仍维持在（＋）～（＋＋），服激素 6 个月后，医生嘱其逐步减量。从每日 40 mg 减至 10 mg，尿蛋白又从（＋＋）升至（＋＋＋），经人介绍前来诊治：患者面色㿠白，头晕乏力，精神萎靡，眼睑部轻微浮肿，小便短少微黄，偶尔有灼热感，口微干，舌淡红，微胖，苔少，中心淡黄，饮食正常，脉浮无力。实验室检查，尿常规示：尿蛋白（＋＋＋），余项正常。肾功能未见明显异常。中医诊断：水肿。属脾胃气虚兼夹湿热，予补中益气汤合八正散加减：黄芪 20 g，西党参 15 g，白术 10 g，升麻 10 g，柴胡 10 g，茯苓 15 g，木通 12 g，泽泻 12 g，炒栀子 15 g，车前子 12 g，萹蓄 10 g，薏苡仁 15 g，山药 15 g，蒲公英 15 g，玄参 15 g。

二诊　脘腹胀满，精神好转，小便量增多转清，灼热感减轻，大便溏稀，舌中心苔转淡白。尿检蛋白减至＋＋，于前方去玄参加炒麦芽 15 g，恐玄参甘寒滋腻碍脾故去之。

三诊　精神大有好转，纳食增加，面色转红润，小便趋于正常。于前方去萹蓄、炒栀子，加莲子、芡实等健脾之品，先后服 80 余剂。尿蛋白消除，最后改汤剂为丸巩固疗效，追访 5 年未复发。

按　本案例因感冒后失于治疗导致急性肾小球肾炎，经中西医治疗尿蛋白始终不减，中药曾服过清热利湿、滋阴补肾等药物均无效。初诊时根据症状及脉象诊为脾虚湿热。脾失运化，升降失调，清气（水谷精气）下陷，上不能荣头目则出现精神不振，面色㿠白，头晕乏力。精气下陷（水谷精微下泄），则尿中显现蛋白。治以补中益气汤合八正散加减，使脾运得健，升降如常，湿热得清，清除了影响脾运的因素，所以不但肾病治愈，脾运亦健，故 5 年未复发，完全康复。

二、水肿 2(慢性肾炎)

谌某某，男，56 岁。因气喘乏力 10 余年，伴头面部浮肿 2

年余，于 2016 年 5 月 22 日前来就诊。患者诉气喘，干咳，甚则张口抬肩，倚息不能平卧，口渴五心热 10 余年，于 2014 年 2 月因感冒引起发热咽痛，继而出现头面部浮肿，经县人民医院诊断为急性肾小球肾炎，阻塞性肺气肿。住院治疗后症状好转出院。后服大剂量激素及中药治疗 1 年余，将激素减量至每日 10 mg 以后，尿检又出现尿蛋白（＋＋＋）。现症：头晕乏力，头面部及眼睑浮肿，五心热，口渴漱饮，活动后气促，夜间偶有潮热盗汗，小便短少微黄，纳食尚可。如食稍微辛辣食物则感口干咽燥咽痛。脉沉细数，舌边尖红，苔薄白显干燥。尿常规示：尿蛋白＋＋＋，隐血弱阳性。中医诊断为水肿，肺肾气阴两虚型。用知柏地黄丸合人参蛤蚧散加减：熟地黄 15 g，山茱萸 10 g，牡丹皮 10 g，泽泻 12 g，茯苓 15 g，知母 15 g，黄柏 10 g，太子参 15 g，蛤蚧（研粉）15 g，黄芪 15 g，玄参 15 g，五味子 5 g。10 剂，并嘱将泼尼松减至 5 mg。

二诊　精神好转，口干、气喘较前减轻。尿液检查：蛋白（＋＋），隐血试验（－）。于前方加玉竹 15 g，沙参 15 g，继服 10 剂。

三诊　诸症好转。尿蛋白＋＋，在以后就诊中用此方随症稍作加减，停服激素药物，尿蛋白徘徊在（＋）～（＋＋），服本方 80 余剂时尿蛋白减至（＋），服至 150 余剂时尿蛋白消失，以后改为丸，服半年后，一切正常。现稍微感冒后仍有咳嗽气喘，但较前减轻，追访 1 年尿蛋白均正常。

按　此案喘息乏力 10 余年。以肾虚不能纳气，肺气虚而为喘，复患风热感冒激发急性肾炎，迁延日久而成肺肾气阴两虚之证。前医着重于专治肾气虚损而功效不显，乃忽视了肺气虚损，予肺肾同治，以知柏地黄丸治肾，人参蛤蚧散治肺，上下同治，相得益彰，故收全功。特别是用太子参益气养阴，蛤蚧补肾纳肺,《本草求真》谓蛤蚧能治虚损痿弱,消渴喘嗽……交合肺肾俱气。此其心得也。

三、淋证 1(慢性肾盂肾炎)

瞿某,女,35 岁。因尿频、尿急、尿痛伴全身乏力 3 年余,加重 7 日,于 1988 年 7 月 10 日就诊。患者自诉于前年 5 月觉小便频数,急迫,进而尿痛,未予介意。2 日后又出现恶寒发热。急到本单位职工医院,以"急性肾盂肾炎"收住入院治疗,1 周后,临床症状全部消退出院。尔后多次发作,症状轻时服中西药后好转,症状重时又行住院治疗。于今年 5 月发作后转住县人民医院治疗,症状消退后出院。7 日前,因晚餐食鲤鱼火锅,半夜时又发作,清晨前来我院就诊。症见:小便频数,急迫不爽,尿黄短少,灼热刺痛,少腹坠胀,全身乏力,大便秘结。舌红苔黄腻,脉濡数。小便常规:蛋白(+),红细胞(++),白细胞(+++),脓细胞(+)。西医诊断:慢性肾盂肾炎(急性发作)。中医诊断:热淋。属湿热下注,脾气虚弱。治宜清热利湿,健脾益气。予补中益气汤合八正散加减:黄芪 30 g,党参 15 g,白术 10 g,升麻 10 g,柴胡 10 g,陈皮 10 g,金银花 10 g,连翘 10 g,蒲公英 15 g,牡丹皮 10 g,炒栀子 15 g,瞿麦 10 g,萹蓄 10 g,木通 15 g,泽泻 15 g,茯苓 15 g,盐黄柏 10 g,滑石 30 g,生地黄 15 g,甘草 5 g。7 剂。

二诊　服上药后,诸症大减,尿检仅白细胞(+),守上方继服 10 剂。诸症完全消退,尿检恢复正常。为巩固疗效,改拟补脾益气,扶正驱邪。方用补中益气汤合知柏地黄丸加减续服 30 余剂后停药,随访 2 年未再复发。

按　患者因患肾盂肾炎治疗不彻底,每因感冒或饮食辛辣之品而反复发作,酿成慢性肾盂肾炎。本证由湿热引起,湿热蕴于中焦，损伤脾胃，以致脾虚气馁而出现全身乏力，少腹坠胀，湿热注于下焦，出现尿频、尿急、尿痛，造成正虚邪盛。以补中益气汤升提脾气，八正散利湿清热，加再金银花、连翘、蒲公英等清热解毒，故投之立效，后以补中益气汤合知柏地黄丸合用以调治之，上以补脾益气以扶正，下以补肾滋阴以清热。正气内存，邪不可干，故再无复发。用本法治愈多例此类疾病，故录之以示同行。

四、淋证 2（慢性前列腺炎）

张某某，男，35 岁。因排尿不畅伴下腹部坠胀 2 年余，加重 1 个月，于 1985 年 9 月 28 日就诊。患者好嗜烟酒，于 2 年前夏天某夜晚与朋友在河中捞鱼后，吃夜宵饮酒，半夜后出现恶寒发热，小便不利，尿道口灼痛。次日，去某医院以尿道感染经抗炎等对症治疗，7 日痊愈出院。出院后不久又觉小便不适，出现尿频，尿急，尿不尽，未予介意。约半年后上症加重，再去医院检查为"慢性前列腺炎"。经使用多种抗生素治疗均获短期疗效，以致反复发作治疗。近 1 个月来症状加重，寻求中医治疗。现症：小便频数，尿量短少，小腹及会阴部隐隐胀痛，甚时连及睾丸，尿液中出现血块，排尿不尽，常有尿意。口苦咽干，心烦易怒，舌暗红，苔薄黄，脉细弦。中医诊为淋证。属湿热下注，瘀血阻滞。治宜清热利湿，活血化瘀：苍术 10 g，黄柏 12 g，黄芩 10 g，炒栀子 15 g，滑石 20 g，木通 12 g，茯苓 15 g，泽泻 15 g，生地黄 15 g，牡丹皮 10 g，白茅根 15 g，瞿麦 10 g，萹蓄 10 g，地榆 15 g，蒲黄 10 g，淡竹叶 15 g，甘草梢 7 g。服 10 剂。戒烟酒辛辣食物。

二诊　诸症减轻，会阴部胀痛仍牵引睾丸作痛，于前方加川楝子 15 g，橘核 15 g，荔核 15 g，继服 10 剂。

三诊　小便次数减少，尿不尽及尿道口灼热疼痛减轻，尿后血块消失。但觉夜间口干欲饮，于前方去蒲黄、地榆，恐燥湿利湿过度伤阴，加玄参 15 g，麦冬 15 g，以养阴清热，再服 15 剂。

四诊　自觉症状十去其八，会阴部仍稍胀痛，于前方去滑石、瞿麦，加柴胡 10 g，白芍 15 g，再服 20 剂。并嘱患者将煎存的药渣放入大锅内再煎第 3 次，取药液约 2000 mL 置盆中趁热坐浴 15 分钟左右。每日睡前 1 次。五诊时症状基本消退，此后随症加减，共服 90 余剂，全部自觉症状消失。

按　慢性前列腺炎是前列腺体的慢性炎症病变，其临床症状与中医的"淋证"类似。本例患者由于经常接触水湿，且爱饮酒，外湿、内湿郁而发热，以致湿热下注。日久成瘀，湿热与瘀血阻滞下焦水道而并发此症。方中以苍术、黄柏、栀子、黄芩等清热燥湿；以木通、滑石、茯苓、泽泻等利水渗湿；生地黄、牡丹皮、白茅根、瞿麦、地榆、蒲黄等活血化瘀。特别重用淡竹叶既能清热，又能利尿。本方实为二妙散、八正散、导赤散诸方化裁而成。余用本方治疗此证收效甚佳，其心得之一是必须重用活血化瘀之药，由于药物不易透过前列腺上皮的黏膜进入腺体内，而用活血药能加强药物的透入；二是在治疗过程中须密切关注燥湿利湿之药久服容易伤阴之弊。如有伤阴苗头出现，须立即加养阴之药以防阴虚。

五、尿后晕厥症

张某某，男，45 岁。因排尿后眩晕所致晕厥 3 年余，于 1976 年 7 月就诊。患者 3 年前感排尿后出现头晕目眩，天旋地转，稍闭目养神 1～2 分钟后恢复。尤以晨尿后更加明显，未予介意，渐至尿后晕厥，跌倒在地，丧失神志。面色苍白，四肢冰凉，其家人掐人中穴 1 分钟左右苏醒。平时小便清长，背冷肢凉，腰酸腿软。房事几无，天冷更甚。脉沉微，重按乃得，舌淡胖色淡，苔薄白有津。中医诊为肾阳虚衰，脾肺气虚。方用右归丸合补中益气汤加减：熟地黄 15 g，山茱萸 15 g，杜仲 12 g，附子 10 g，肉桂 10 g，山药 15 g，枸杞子 15 g，黄芪 20 g，党参 15 g，升麻 10 g，柴胡 10 g，续断 15 g，炙甘草 7 g。嘱服10 剂。

二诊 腰背肢冷较前减轻，尿量减少，晕厥亦减轻。于前方加鹿茸 5 g，继服 10 剂。诸症减轻，以此方加减服 50 余剂后，厥逆止，稍觉尿后头目晕眩。后改汤剂为丸服用半年后痊愈，一直未发作。

按 综合脉症，诊为肾阳虚损，命门火衰，加上病久脾肺气虚，治以补火壮阳，补益肺气，方中地黄、山茱萸、山药、杜仲、续断、枸杞子补益肾气；附子、肉桂补火壮阳；党参、黄芪等补脾益气，后加鹿茸温肾填髓。因便后肾损虚脱所致晕厥得以消除，方悟张景岳设右归丸专补命门火衰之宗旨。

六、癃闭 1（前列腺增生症）

陶某某，男，62 岁。因小便频数，淋沥不畅，时发时止伴小腹胀满 3 年余，于 1987 年 11 月 20 日就诊。患者于 3 年前出现小便不畅，淋沥不尽，未予介意。1 年后逐渐加重，去县某医院检查为"前列腺增生"。经中西医治疗后，见短暂效果，但不能停药，由于长期服药影响胃肠道，遂停药。病情日渐加重，前来求余诊治：小便频数，淋沥不尽，每次小便约 2~3 分钟后才可排出，尿线细而分叉，有时尿道涩痛，小腹胀满，夜尿 5~7 次不等。脘腹痞满，心烦口渴，大便稍秘结。舌深红，苔少，脉细数。诊为肾阴不足，瘀血阻滞。治宜滋阴降火，活血化瘀。用知柏地黄丸合桃红四物汤加减：生地黄 15 g，山茱萸 10 g，牡丹皮 10 g，泽泻 12 g，茯苓 15 g，知母 15 g，盐黄柏 10 g，归尾

10 g，桃仁 10 g，川红花 6 g，赤芍 15 g，丹参 15 g，莪术 10 g，穿山甲 10 g，冬葵子 15 g，木通 12 g，玄参 15 g，炒栀子 15 g，蒲公英 15 g，炒麦芽 15 g，广木香 7 g，甘草 5 g。嘱服 10 剂。

二诊　排尿次数减少，小便涩痛减轻。心烦口渴及脘腹胀满亦好转。仍守上方服 15 剂。

三诊　尿线增粗，排尿困难减轻，涩痛大减，心烦口渴亦消退。于上方去栀子，恐苦寒躁湿伤阴。续服 15 剂。

四诊　排尿较顺利通畅，夜尿减少至 2～3 次，小腹部稍胀满，于前方加柴胡 10 g，青皮 10 g，以疏肝理气。再服 15 剂。诸症继续减退。以后诸诊中以此方随症加减服近百剂，自觉症状基本消失，夜尿 1～2 次，在原诊断医院复检，肛门指检和 B 超检查胖大的前列腺缩小到Ⅰ级；残余尿减少到 20 mL 以下。疗效显著。

按　前列腺增生症，是指前列腺腺体结缔组织及平滑肌组织逐渐增生，而形成多发性结节的前列腺肥大性疾病。属中医"癃闭"症。本例患者由于年老体衰，肾阴亏虚，阴虚气馁，开合失司。加之治疗不及时，病久成瘀。阴虚则火旺，故在肾气阴两虚的前提下导致瘀热阻滞尿路而发为此证。方中知柏地黄汤滋阴降火；桃红四物汤合丹参、莪术活血化瘀；冬葵子、木通、炒栀子滑利通尿；玄参、蒲公英、穿山甲清热散坚；麦芽、木香理气健脾。方中莪术能破血散结。《本草经疏》曰："蓬莪术行气破血散结，是其功能之所长。"穿山甲咸寒走窜之品，理气化瘀散结。此二味合入方中更能加强其活血化瘀散结之功。治疗本病主要是以散结为目的，通观此方，其滋阴、清热、消瘀之法无不是为了达到散坚之目的。

七、癃闭 2（膀胱肿瘤）

夏某某，男，63 岁。因下腹部胀痛 6 个月，伴尿血 3 个月余，于 1994 年 6 月 12 日就诊。患者于今年 1 月觉下腹部隐隐胀痛，小便频数，淋沥不尽，未予治疗。至 3 月中旬，小便出现血块，在当地医院经抗炎治疗和中医服用"八正散""小蓟饮子""知柏地黄丸"等方药效果不显，前往县人民医院经膀胱造影、X 线及 B 超检查拟诊为"膀胱肿瘤，性质待定"。建议手术治疗。因限于家庭条件及年龄偏大，被家属拒绝而求诊于余：下腹部胀痛，小便日十余次，排尿不畅，尿至中段出现血丝，间有深红色血块，尿后小腹部胀痛稍舒。面色淡白，神疲乏力，头昏目眩，动则自汗。舌质淡，边有瘀点，白薄腻苔，脉沉细涩。中医诊断为血淋，属气虚血滞，瘀血聚积膀胱。治以益气活血，予少腹逐瘀汤加减：黄芪 50 g，红参 15 g，归尾 10 g，赤芍 15 g，红花 7 g，桃仁 10 g，川芎 10 g，生蒲黄 10 g，五灵脂 10 g，没药 10 g，延胡索 12 g，肉桂 7 g，小茴香 10 g，甘草 5 g。服 7 剂。

二诊　精神、头昏、自汗明显好转，少腹胀痛减轻，尿频尿血减少，效不更方，再服 10 剂。

三诊　诸症好转，小腹胀痛基本已止，尿中血块消失，仍为淡红色，用此方加减服 50 余剂后诸症消失。B 超检查肿瘤虽然存在，但体积较前缩小五分之四。随访半年后，病灶稳定，无复发，且能从事轻体力劳动。

按　患者年老体衰，元气亏虚，气虚无力推动血运而成血瘀。瘀阻脉络，血不归经，溢出于下焦阴络、积聚于膀胱而成本证。正如王清任所云："元气虚，必不能达于血管，血管无气，必停留而瘀。"故治宜益气活血化瘀。方中黄芪、人参补益元气；归尾、赤芍、红花、桃仁、川芎、蒲黄、五灵脂、没药等活血祛瘀；延胡索行气活血；肉桂化气行血，加小茴香既能理气，又能引诸药直达少腹之所，故效果明显。本病气虚是其本，瘀血的形成乃为气虚所致，故重用大剂量黄芪，以益气活血，如果拘谨于一般计量，则病重药轻，以致杯水车薪，药不胜邪，耽误病机。

八、男性不孕症 1(精液异常症)

易某，男，29 岁。因婚后 5 年未育，于 1992 年 7 月 17 日就诊。患者结婚后 5 年未育，其妻子经医院妇科检查无异常。于前年在一家省医院做精液检查精子计数 $8×10^9/L$，存活精子 $0.2×10^9/L$，诊断为精子异常症，先后用丙酸睾丸素、绒毛激素治疗，未见好转，来我院门诊求诊：形体瘦高，面色㿠白，常感头晕目眩，耳鸣失眠。多梦健忘，腰膝酸软，饮食二便正常。舌淡红，苔白薄，脉沉细。诊为气血亏虚，肾精不足。治宜益气养血，补肾填精。予归脾汤和龟鹿二仙胶加减：黄芪 20 g，党参 15 g，白术 10 g，茯苓 15 g，当归 10 g，白芍 15 g，酸枣仁 10 g，炙远志 7 g，熟地黄 15 g，鹿胶 10 g，龟甲胶 10 g，枸杞子 15 g，楮实子 12 g，菟丝子 10 g，制何首乌 15 g，黄精 15 g，木香 7 g，甘草 5 g，20 剂 1 个疗程，连服 3 个疗程后头晕目眩耳鸣等症状明显好转。精液检查：精子计数 $16×10^9/L$，成活精子升至 50％，守前方将鹿胶改为鹿茸，加紫河车 1 具，15 剂量混合研末为蜜丸，服用 10 个月后告余于 1994 年 2 月其妻怀孕。

按 精液异常症是指精液中精子计数、活率、活力、形态以及精液液化时间异常。中医认为与肾虚有关。本例为电厂技术员，长期从事脑力劳动，劳心伤脾，气血虚损，累及肾虚精亏。方中以归脾汤升提脾气，补益心血，气血足以资肾精生化。再加龟甲胶、鹿胶、熟地黄、枸杞子、何首乌、黄精、紫河车等补肾填精之品，使气血充足，肾精丰满。

九、男性不孕症 2（精液不液化症）

张某某，男，28 岁。因婚后 4 年，女方未孕，于 1994 年 4 月 20 日就诊。患者自诉结婚 4 年多，女方未孕，平时夫妻同居，性生活正常，其妻经妇科检查无异常。患者嗜好烟酒，结婚前患有"前列腺炎"，经中西药治疗好转，但未完全治愈。现腰膝酸软，五心烦热，小腹及会阴部稍坠胀，尿频、尿不尽，终端滴下白浊，尿道灼痛。口干不欲饮，饮食、大便正常。舌边尖红，根部及中心黄腻，脉濡数。精液常规检查：液量 3 mL，黏稠度（＋＋），2 小时部分液化，精子总数 40×10^9/L，白细胞（＋＋）。诊断为：①精液不液化症；②慢性前列腺炎。证属湿热下注，灼伤阴液，精稠不化。治宜清利湿热，滋补肾阴，融精化液。方用三妙散合五子衍宗丸加减：苍术 10 g，黄柏 10 g，木通 12 g，泽泻 12 g，茯苓 15 g，薏苡仁 15 g，炒栀子 15 g，车前子 15 g，淡竹叶 10 g，萹蓄 10 g，生地黄 15 g，玄参 15 g，知母 15 g，枸杞子 15 g，菟丝子 15 g，山茱萸 10 g，五味子 7 g，龟甲 15 g，紫河车粉 5 g，甘草 3 g。10 剂。嘱戒烟酒。

二诊　少腹、会阴部坠胀减轻，小便通畅，尿频及白浊、尿道刺痛消退。仍感腰膝酸软，于前方加续断 15 g，杜仲 12 g，服 20 剂。

三诊　诸症消退。复查精液：黏稠度（＋），液化时间 30 分钟，精子计数 68×10^9/L，活动率 30%，活动力Ⅲ级，无白细胞。基本痊愈，为巩固疗效再服 10 剂。停药 1 个月后其妻怀孕。

按　正常精液在其射出后 30 分钟内就要由黏稠甚至凝固状逐步液化变成稀浆糊状，超过 30 分钟不液化者可诊断为精液不液化。本例喜好饮酒，加之长期劳动接触水湿，外湿与内湿蕴结于体内，郁久生热，湿热下注，损伤肾阴，阴液损熬，以致肾精不能液化。据其脉症，湿热是其因，肾阴虚是其果。方中苍术、黄柏、薏苡仁、茯苓、木通、泽泻、车前子、炒栀子、萹蓄、淡竹叶等利湿清热；龟甲、生地黄、玄参、知母、山茱萸等滋肾、养阴、清热；枸杞子、菟丝子、五味子、紫河车等增液填精。诸药合用，具有清热利湿、补肾滋阴、填精益液之功。

第五节　气血津液疾病

一、虚劳1(再生障碍性贫血)

王某某，男，46 岁。因头晕乏力，伴潮热盗汗，心悸 1 年余，于 1998 年 7 月 25 日就诊。患者于 1 年前觉头晕乏力，食欲减退，渐渐出现夜间盗汗，五心烦热，不能坚持体力劳动。在当地医院检查为重度贫血，经服中西药治疗效果不佳转诊县人民医院。经各种检查确诊为再生障碍性贫血。住院治疗 20 余日，稍有好转，建议去省级医院治疗，因经济困难，拒绝转院，改由中医药治疗。现面色苍白，精神萎靡，头目眩晕，夜间潮热盗汗，心悸气短，动则加重。心烦，失眠，噩梦，齿龈出血。大腿内侧有少量紫癜，唇甲苍白，口苦咽干，小便黄短，大便干结。舌鲜红，光苔少津，脉沉细数。血常规：红细胞 $32×10^9$/L，血红蛋白 6 g/dL，血小板 $70×10^9$/L。症、舌、脉互参诊为心肾阴虚，气血亏损。治宜滋养心肾，益气生血。予知母地黄汤合当归补血汤加减：生熟地黄各 15 g，牡丹皮 10 g，山茱萸 10 g，桑椹 15 g，墨旱莲 12 g，女贞子 10 g，知母 15 g，盐黄柏 10 g，阿胶 10 g，龟甲胶 10 g，黄芪 20 g，当归 10 g，玄参 15 g，麦冬

15 g，太子参 15 g，柏子仁 10 g，仙鹤草 15 g，甘草 3 g。服10 剂。

二诊　精神稍好转，烦热盗汗，齿龈出血减轻。但食纳不佳，于前方加藿香 10 g，麦芽 15 g，再服 10 剂。

三诊　夜间潮热、盗汗明显消退，睡眠好转，纳食稍进。舌上津液稍增，小便量增多，大便转稀。虚热已解，于前方去黄柏加枸杞子 12 g，继服 15 剂。

四诊　精神大振，齿血及大腿内侧瘀斑消退，面色转滋润。血常规：红细胞 32×10^9/L，血红蛋白 7.8 g/dL，血小板 85×10^9/L。已知全血上升，病有起色，仍守前方服 20 剂。

五诊　面色、唇、爪稍带红色，余症已基本消退。舌转淡红，中心已出现微微白苔，脉稍转浮按之仍无力。于前方去知母，加黄精 15 g，制何首乌 15 g，继服 30 剂。

六诊　诸症消退，基本恢复正常，血常规检查：红细胞增至 42×10^9/L，血红蛋白 12.5 g/dL，血小板 132×10^9/L。用前方改为丸剂，3 个月后复查血常规恢复正常，随访 2 年未复发。

按　再生障碍性贫血属中医"虚劳""血虚""血枯""髓枯"等范畴。《金匮要略·血痹血病脉证并治》云："男子面色薄者，主渴及亡血卒喘悸。"这些描述与再生障碍性贫血的症状颇为相似，本例所出现的症、舌、脉为心肾阴虚，气血亏损证。治当滋养心肾之阴，益气生血。以生熟地黄、山茱萸、桑椹、墨旱莲、女贞子、知母、玄参、太子参、龟甲、麦冬、知母、黄柏等滋养心肾之阴，兼清虚热，黄芪、当归、阿胶益气补血，牡丹皮、仙鹤草凉血止血。服 10 剂则阴液生而虚热退，知方药对症。方中滋腻之品较多，恐损伤脾胃，故于二诊时加藿香、麦芽醒脾健胃的平和之品，使食纳增加，气血生化有源。后在方中再加入枸杞子、制何首乌、黄精益肾补血之品。服百余剂而获全效。综观此方，以补肾阴为主，肾主骨生髓，骨髓又能够造血。现代实验研究证明，补肾中药对骨髓造血干细胞增殖具有良好的作用，并提示可能对造血干细胞的增殖有直接的促进作用。

二、虚劳 2(再生障碍性贫血)

王某某，女，32 岁。因头晕乏力，畏寒肢冷，动则心悸气喘 2 年，加重 1 个月，于 1990 年 9 月 27 日就诊。患者素体虚弱，经常感冒风寒。2 年前觉头晕目眩，全身乏力并恶寒肢冷，经当地中西药治疗效果不显，转县人民医院检查确诊为"再生障碍性贫血"，经住院治疗稍好转。但出院后病情又出现反复，后去省市医院治疗，均时好时复。近 1 个月来，病情加重前来求诊。症见精神萎靡，面色苍白，头晕目眩。少气懒言，背部及四肢畏寒，不欲活动，稍活动感心悸气喘，食欲不佳，脘腹痞胀，腰酸腿软，月经推迟，血量极少，本次已逾 40 余日不行。失眠、健忘、多梦。大便稀溏，小便清长。舌淡苔白薄有津，脉沉细无力。血液检查：白细胞 $2.7 \times 10^9/L$，中性粒细胞 40%、网织红细胞 101%、血小板 $2.2 \times 10^9/L$，血红蛋白 6%、红细胞 $2.8 \times 10^{12}/L$。脉症互参中医诊为虚劳、血虚。属脾肾阳虚。治以温补脾肾、益气养血，香砂六君汤合右归饮加减：黄芪 30 g，潞党参 15 g，焦白术 10 g，陈皮 10 g，茯苓 15 g，木香 7 g，砂仁 10 g，枸杞子 15 g，山茱萸 10 g，熟附子 8 g，肉桂 10 g，仙茅 10 g，淫羊藿 10 g，鹿角胶 10 g，阿胶 10 g，炙甘草 5 g。服 10 剂。

二诊　精神好转，食欲转佳，胸背四肢畏寒减轻，病有起色，心理压力减轻，因之睡眠亦稍有改善，于前方去山茱萸，加酸枣仁 15 g，续服 10 剂。

三诊　精神大振，饮食大增，四肢转温，睡眠好转，活动后心悸亦好转。守前方再进 10 剂。

四诊　诸症继续减轻，且能坚持做轻微的家务劳动，于前方用桂枝 10 g 易肉桂，加当归 10 g，白芍 15 g，以增强生血之力。继服 10 剂。

五诊　精神、食欲基本恢复正常，面色略显红润，脉沉，重按稍有根气。血常规检查、全血细胞均上升：其中血红蛋白 9.6 g/dL，血小板 108×10^9/L，白细胞、粒细胞等均在正常范围之内。继守前方续服 10 剂。

六诊　诸症基本消失。并告月经色量亦趋正常。为巩固疗效，于前方将党参改红参 15 g，鹿角胶改鹿茸 5 g，加紫河车粉 15 g，墨旱莲 15 g，制何首乌 15 g，以 10 剂量改汤药为蜜丸服之。服药 3 个月后，患者告之一切恢复正常，随访 2 年未见复发。

按　患者素体虚弱，先天禀赋不足，常患感冒，失于调摄、易损于肾。肾阳虚衰无力温养脾土，累及脾阳不振，以致脾肾阳虚，肾阳虚难以温煦髓海，骨髓凝则有损气血生化之机；脾阳不振运化无权，精微不化则竭气血生化之源。两者互为影响而酿成气血生化之障碍。治宜温补脾肾，益气生血。以香砂六君汤补脾益气升阳，以右归饮补肾壮阳，再以仙茅、淫羊藿补肾壮阳，鹿角胶、阿胶等血肉有情之品补肾填髓，补先天以生后天，培后天以养先天，先后天互资，以启气血生化之机，益气血生化之源，故此气血自生。

三、虚劳 3（白细胞减少症）

张某某，女，28 岁。因头晕乏力，汗出畏风反复感冒 5 个月余，于 2002 年 7 月 7 日就诊。患者于 5 个月前剖腹产后 3 日即感冒，恶寒发热，咳嗽，以支气管炎合并肺部感染输液、服西药治疗 1 周后出院。出院后一直觉头晕乏力，食欲不振，少乳，后致断乳，动则汗出，恶风怕冷，经常感冒，服用感冒药。经某医院检查为白细胞减少症。服利血生、阿胶补血冲剂等药效果不佳，前来求诊。见面色㿠白，精神萎靡，纳差，头晕目眩，四肢不温，动则气喘汗出，汗出后怕风怕冷，衣厚则感热，解衣则冷。鼻塞，流清涕，稍咳嗽，咯少量白痰，小便清长，大便溏稀。舌淡红，苔白薄，脉浮缓。血常规：白细胞 $2.8 \times 10^9/L$，诊为白细胞减少症。属脾肾阳虚，肺卫不固。治宜温补脾肾，益肺固表。处方：黄芪 30 g，桂枝 10 g，白芍 15 g，熟附子 10 g，浮小麦 20 g，煅龙骨 15 g，煅牡蛎 30 g，补骨脂 15 g，淫羊藿 20 g，鸡血藤 15 g，炙甘草 5 g，生姜 3 片，大枣 5 枚。嘱服7 剂。

二诊 恶风汗出明显好转，四肢稍转温，仍纳呆。于前方加藿香 10 g，砂仁 8 g，醒脾健胃，服 10 剂。

三诊 恶风汗出已止，四肢转温，食纳增加，精神亦好转。去煅龙牡，加红参 10 g，当归 10 g。继服 10 剂。

四诊 精神好转，食欲增加，大便成形。复查血常规：白细胞 $3.7 \times 10^9/L$，于前方去生姜加白术 10 g，续服 10 剂。

五诊 临床症状基本消失，服药期间一次未感冒，并能从事轻体力劳动。血常规：白细胞 $4.2 \times 10^9/L$，病症基本痊愈。于其前方去附子，续服 20 余剂巩固疗效，白细胞升至 $4.8 \times 10^9/L$，停药，随访 3 年未复发。

按 白细胞减少症属中医"虚劳（血虚）"的范围，认为与五脏的心、肝、脾、肾四脏有关，其中与脾肾密切相关。脾为后天之本，气血生化之源，肾为先天之本，受五脏六腑之精而藏之。若肾阳不足，则不能温煦脾阳，两者相互影响，以致营卫气血不足，累及肺卫不固，是本例患者的发病机制。须在温补脾肾的同时兼以益肺固表。用附子、补骨脂、淫羊藿温补脾肾之阳；

用黄芪、桂枝、白芍、浮小麦、大枣、煅龙牡等益气固表。服7剂则四肢转温，以致阳气来复。恶风汗出好转，已知营卫调和，方对其症，再加醒脾健胃之品以提振食欲，开气血生化之源，故服之其效敏捷。前医纯用补血之品，其效甚微，盖为治标之策，余从本病脾肾阳虚之本论治而获全效，须知治病必求其本的重要性。

四、虚劳4（白细胞减少症）

陶某，女，42岁。因全身乏力伴头晕耳鸣，烦躁失眠1年余，加重2个月，于2003年5月27日就诊。患者于2001年发现"子宫肌瘤"，经手术治疗后，未曾休息调养，旋即上班，于2002年3月开始觉全身乏力，头晕目眩，夜间盗汗，经某医院检查诊断为"白细胞减少症"。服中西药治疗稍好转，但不能停药。近2个月来，病情加重。已不能坚持上班，经人介绍前来诊治。症见消瘦，面色少华，全身乏力，动则头晕，几近昏倒。耳鸣，听力减退。心烦失眠，腰膝酸痛，手足心热，盗汗，口渴漱饮，喜食酸辣食物，大便干结，小便短少。舌红苔少，脉细弱。血常规检查（录其阳性）：白细胞 2.3×10^9/L，中性粒细胞 1.8×10^9/L，血红蛋白 9.8 g/L。诊为白细胞减少症。属肝肾阴虚，精血不充。治宜益气养阴，滋补肝肾。方用左归饮合二至丸加减：墨旱莲30 g，女贞子30 g，制何首乌20 g，白芍15 g，鸡血藤15 g，熟地黄15 g，生地黄15 g，桑椹15 g，山茱萸10 g，知母15 g，麦冬15 g，龟甲10 g。嘱服10剂。

二诊　自觉头目晕眩稍有减轻。余症尚如前，服药后亦未觉有不适。守前方再进10剂。

三诊　乏力头晕明显好转，耳鸣，心烦，失眠等症亦有所减轻，大便转稀，稍觉脘腹痞满，恐滋腻药碍胃，于方中加佛手

10 g，麦冬 15 g，继服 10 剂。

四诊　头晕目眩基本消失，全身及四肢力道增强，能做家务，五心烦热减轻，夜寐时间延长，舌上已出现极薄白苔，脉稍增大，血常规复查：白细胞 3.2/L，中性粒细胞 2.3/L，血红蛋白 10.5/L，病情好转，守前方随症加减服 50 余剂。诸症消退，血常规检查均已升至正常值。随访 2 年未发。

按　本案患有子宫肌瘤，常崩漏失血过多，加之手术后调理失当，以致肝肾精血亏虚，久之损及其阴。肾为先天之本，主骨生髓，受五脏六腑之精而藏之，肾精不足，髓海空虚，且精血同源，精亏无以化血，故致血虚。肝藏血，因血亏无以藏之，不能供应机体所需之血，以致出现诸般血虚之证候。正如《灵枢·海论》所云："髓海不足，则脑转耳鸣，胫酸，眩，目无所见，懈怠安卧。"纵观方中皆补肾滋阴、养肝生血之品，久服阴虚得补，精血自生。

五、虚劳 5（甲状腺功能减退症）

张某某，男，32 岁。因神疲乏力，畏寒肢冷，头晕嗜睡 8 个月余，于 2000 年 8 月 20 日就诊。患者于 2 年前患甲状腺功能亢进症，经服甲硫氧嘧啶 1 年后，临床症状好转。实验室检查 TT3、TT4 基本接近正常值。继续坚持服药近 1 年。于去年 8 月前逐渐出现头晕，全身乏力，背部与四肢怕冷，食欲不振等症状，且逐渐加重。经医院检查 TT3、TT4 值均减低，因药物过量转化为甲状腺功能减退。停止服药，并服甲状腺素，服用 7 个月，症状未见好转，前医即介绍前来我处中医治疗。见精神萎靡，少气懒言，胸背手足怕冷，头晕嗜睡，食欲不振，性欲减退，腰膝酸软，舌淡红，苔白薄，脉沉缓。实验室检查，TT3：0.65 nmol/L、TT4：3.2 nmol/L，诊为甲状腺功能减退症。属肾阳虚损型。方药：熟地黄 15 g，山茱萸 10 g，肉桂 10 g，制附子 10 g，巴戟天 10 g，仙茅 10 g，菟丝子 10 g，淫羊藿 15 g，黄芪 15 g，党参 15 g，炙甘草 5 g。嘱服 20 剂。

二诊 精神稍好转，胸背四肢稍转温，于前方加桑寄生 15 g，杜仲 10 g，再服 20 剂。

三诊 精神大有好转，胸背转温，四肢仍逆冷，守前方又服 20 剂。

四诊 诸症基本消退，实验室检查指标接近正常。于前方加鹿茸 5 g，用 15 剂剂量研末为蜜丸，服 3 个月后，复查 TT3、TT4 均恢复正常。嘱立即停药，以免壮阳过度，而恢复致阳亢。

按 本症西医认为由于血循环中缺乏甲状腺激素，体内代谢过程减低而引起的疾病，分原发性（先天性）和继发性（获得性）两类，是一种比较难治的病症，根据其临床症状表现，多与中医所称"虚劳"中的阳虚证类似。本例患者继发于过量服甲亢西药引起，以致阴盛而致阳虚，尤以肾阳虚为主。方中药物均为补肾壮阳之品，待肾阳复至正常即止。以免又造成阳亢之虞。服西药不能太过，服中药又何尝不是如此哉！

六、肌衄 1(血小板减少症)

张某某，男，38 岁。因齿衄、鼻衄伴皮下瘀斑反复发作 2 年余，于 1978 年 6 月 5 日初诊。患者好食烟酒辛辣之品，于前年 2 月开始牙龈、鼻孔及眼结膜间歇性出血，未予介意，仍坚持劳动。7 月某日在田间劳动，忽然鼻孔大出血，送至当地卫生院经消炎、止血治疗好转。尔后齿血、鼻血经常流出，偶尔四肢皮下出现稀疏斑块，遂去县人民医院检查，确诊为"血小板减少症"。经中西药治疗时反时复。今年 4 月停药 2 个月后出血量及出血次数加多，遂来我处求诊。症见：牙龈及口腔两侧有血痕，晨起刷牙时，出血不止，平时痰中常带血丝或血块，鼻孔干燥，稍触碰即流血，四肢肌肉稍触碰皮下出现斑块，先呈红色，渐转紫青。口苦、口干、饮冷喜酸。烦躁易怒，消谷善饥。大便秘结，小便黄少。舌鲜红，苔黄垢，脉弦大稍数。诊为血小板减少症。属肝胃实热，迫血妄行。治宜清肝泻胃，凉血清营。予消斑青黛饮加减：青黛（包煎）10 g，柴胡 10 g，生栀子 15 g，黄连 7 g，龙胆 10 g，水牛角 30 g，知母 15 g，玄参 15 g，生地黄 15 g，生石膏 30 g，牡丹皮 10 g，大黄（后下）10 g，甘草 10 g。服 7 剂。

二诊　衄血减少，大便转稀，心烦口渴及饥饿感明显减轻。腑气已通，于上方去大黄，将生栀子改为炒栀子，继服 7 剂。

三诊　衄血基本已止。皮下瘀斑完全消退，余症悉减。舌苔转薄黄，饮食减少，血常规检查血小板升至 9.6/L，恐寒凉过度，损伤胃气，于方中去青黛、龙胆、生石膏，加金银花 15 g，连翘 10 g，芦根 10 g，麦冬 15 g 等清热解毒，甘寒养阴之品调理。再服 10 剂。

四诊　诸症基本消退，血常规检查血小板升至正常值。拟人参竹叶石膏汤加味：太子参 20 g，水竹叶 10 g，知母 15 g，熟石膏 20 g，麦冬 15 g，芦根 15 g，玄参 15 g，柴胡 10 g，白芍 15 g，黄芩 10 g，炒栀子 10 g，甘草 3 g，继服 10 剂调治后停药，随访 2 年未见复发。

按　患者平素饮食不节，好食烟酒辛辣之品，以致热邪内伏，加之外受暑热之邪，内外合邪，伤及肝胃，肝胃热邪炽盛，灼伤脉络，迫血妄行。上行口鼻则发为齿衄、鼻衄、横行于肌肤则成为皮下瘀斑，治宜清肝泻胃，凉血清营。方中青黛、柴胡、龙胆、栀子、水牛角等，清肝邪热；知母、石膏、黄连清胃降火通腑；生地黄、玄参、牡丹皮清营凉血。投之效如桴鼓。纵观方中未用止血、生血之药，而出血自止，血小板得生。可见只要辨证正确，遣药精准，何必执于常理。

七、肌衄2(原发性血小板减少性紫癜)

廖某，女，38岁。因头晕乏力，全身皮下瘀斑1年余，于1990年来诊。患者1年前觉头晕乏力，食欲减退。在一次洗澡时发现胸部、双下肢内侧及手臂外侧皮肤有大小不等的紫斑。经某县医院检查确诊为原发性血小板减少性紫癜，住院治疗好转出院。半个月后又复发，到省医院检查与县医院诊断相同，服肌苷、泼尼松等药治疗紫斑明显减少。服药约6个月后，遵医嘱将激素逐渐减少，由每日2g减至0.5g（每日1片）时皮下瘀斑又隐隐出现，减至0.25g时病情又复原。遂改服中药治疗，查阅以前处方，用过清热凉血、滋肾养阴、补脾益气等法治疗，效果不显，经人介绍前来诊治。见面大且浮肿（激素面），精神萎靡，头晕眼花。双下肢内侧、上肢外侧可见散发性皮下深红色瘀斑，腰膝酸软，四肢不温，胸背恶寒。心悸，动则加重，失眠恶梦，月经淋漓不尽，延绵10余日。舌淡红，中心苔白薄有津，脉沉弱。血常规检查（录其阳性）：血小板6万／mm³。诊为心肾阳虚，血不循经。治宜温补心肾，养血和营。方用右归饮合养心汤加减：熟地黄15g，山茱萸10g，山药15g，枸杞子10g，附子10g，肉桂7g，黄芪15g，红参10g，茯神（朱砂衣）15g，柏子仁10g，酸枣仁15g，炙远志7g，五味子7g，炙甘草5g。服7剂，嘱停服激素。

二诊　精神好转，四肢转温，皮下瘀斑明显消退。稍感脘腹部胀满，大便溏稀，考虑为熟地黄、五味子碍胃，遂去五味子，仍保留熟地黄，加炒麦芽20g，焦山楂10g护胃，再服10剂。

三诊　精神大振，瘀斑只存于大腿内侧少许几处，且呈隐隐青紫色痕迹。复查血小板升至 8.7 万/mm³。以后四至七诊均守前方共服 50 余剂，临床症状全部消退。血小板升至 10 万/mm³。随访 1 年未复发。

按 中医无此类似病名，根据临床症状一般归于"血证""虚劳"范围之中。明代李梴《医学入门·斑疹门》中所载"内少发斑"的症状与之相符。本案患者因病程较长，服用激素时间亦较长，加之前医见血证，习惯于清热凉血，寒凉之品过甚等诸因素致心肾之阳受损，阳虚气衰不能温煦经脉，经络失养，营血外溢而酿成此病。本方用右归饮壮心肾之阳；养心汤益气养血温经。通观本方未用一味止血之药而收全效。主要针对心肾阳虚所引起的病理机制。首服 7 剂而见效果，皆切合古人所言阴虚难培，阳虚易复之言。

八、血证（过敏性紫癜）

梁某某，28 岁。因间歇性皮下瘀斑反复发作 1 年余，于 1994 年 9 月 20 日就诊。患者于去年 4 月，无任何诱因下出现瘀斑，不痛不痒，几天后自行消失。以后反复发作。自今年 2 月以来，发作频繁，并每于发作时，出现恶心呕吐，腹胀腹痛腹泻，有时大便出血，在当地医院几次住院经中西药（药名不详）治疗好转出院后，又反复发作，转县人民医院检诊，确诊为"过敏性紫癜"。出院后服用激素治疗尚属平稳，但停药后又发作。经人介绍，求诊于余：臀部及双下肢对称散在性瘀斑，大小不一，并见恶心干呕，腹胀，隐隐腹痛。肠鸣，泻下黏稠便，食欲不振，全身乏力，小便正常。舌淡苔白薄有津，脉浮缓无力，诊为：过敏性紫癜（腹型）。中医辨证为：脾胃气虚，血失统摄。治宜补脾健胃，益气摄血。予香砂六君子汤加味：党参 20 g，白术 10 g，茯苓 15 g，陈皮 10 g，法半夏 10 g，广藿香 10 g，砂仁

10 g，防风 10 g，黄芪 30 g，升麻 10 g，芡实 15 g，炒麦芽 15 g，大枣 5 枚，炙甘草 5 g。嘱服 10 剂。

二诊 精神大振，饮食渐增，恶心干呕及腹泻已止。臀部瘀斑消失，双下肢瘀斑减少，色变微黄，于上方去法半夏，继服 10 剂。

三诊 双下肢瘀斑大者缩小，小者基本消失，守原方再进 10 剂。

四诊 诸症消退，脉舌正常。服药期间再未出现发病，基本痊愈。为进一步巩固疗效于上方加山药、麦芽、莲子等补脾益胃之品进服 20 余剂，一直未复发。并介绍当地多名此类患者前来诊治。

按 现代医学认为过敏性紫癜是一种常见的血管变态反应性出血性疾病。患者为过敏体质，对某些致敏性物质发生变态反应，引起广泛的小血管炎，使毛细血管脆性及通透性增加，血液外渗，产生皮肤紫癜，黏膜及某些器官出血。属中医的"血证"范畴，与"肌衄"症相似。据本例舌、脉、症互参，属脾胃气虚，气虚不能摄血，脾虚不能统血，溢于肌肤为紫癜。方中以香砂六君子汤补脾益胃，黄芪、防风、升麻、芡实、大枣等益气摄血，其中防风、白术、陈皮又为痛泻要方，对于过敏性紫癜属腹型者尤效。合升麻又助力黄芪以升提脾胃之气，合大枣、白术又为玉屏风散，可提高机体免疫功能。因而提升对各种病邪的抵抗能力。

九、消渴 1(糖尿病)

刘某某，女，48 岁。因进行性消瘦，口干，多饮，多尿易饥 1 年余，于 1987 年 11 月 20 日就诊。患者于 1 年前感口渴，喜冷饮，小便量多，未予介意。进而体重逐渐减轻，神疲乏力，去县医院检查确诊为糖尿病。服降糖灵等药物治疗效果不满意。遂住院治疗，经注射胰岛素，症状一度好转，但停药后病情仍旧。经人介绍前来求余服中药治疗。见形体消瘦，神疲乏力，口渴喜饮冷，多尿，色稍浑黄。消谷善肌，心烦，大便干燥。舌红，苔白腻，中心淡黄，脉弦滑。实验室检查：尿糖（＋＋＋＋），血糖 19.7 mmol/L。中医诊断：消渴。属气阴两虚，肺胃燥热。治以养阴清热，止渴生津：黄芪 15 g，太子参 15 g，生地黄 15 g，知母 15 g，玄参 15 g，麦冬 15 g，葛根 20 g，天花粉 10 g，五味子 10 g，乌梅 15 g，芦根 15 g，败酱草（苦菜）15 g，甘草 3 g。嘱服 15 剂。

二诊 精神稍好转，口渴多饮及多尿减少，尿糖（＋＋），血糖 15.3 mmol/L。继守前方服 20 剂，诸症好转，查尿糖（＋），血糖 10.5 mmol/L，用前方随症稍作加减服 70 余剂后临床症状消失，复查尿糖（－），血糖 6.4 mmol/L，随访 1 年，未见复发。

按 糖尿病属中医所论述的"消渴"病。《内经》云："五脏皆柔弱者，善病消瘅。"多因饮食不节，情志失调，肾精亏损等原因引起，本案患者据其临床脉症表现，脾肾阴虚为本，肺胃燥热为标。方中以黄芪、太子参、生地黄、玄参、五味子等益气养阴；知母、麦冬、芦根、天花粉、败酱草等清肺胃之热；葛根、乌梅生津止渴，其中五味子上敛肺气、下滋肾阴，败酱草上清肺热、中泻胃火，对此型糖尿病效果最佳。《本草纲目》云："苦菜，苦，寒，无毒，治……肠澼渴热……胃气烦逆。"虽苦寒而不伤阴，古人常用此充饥，可见久服无虞，对早期轻型糖尿病用此服用 2～6 个月可自愈，笔者屡试有效。

十、消渴 2(糖尿病)

夏某某，男。因口渴多饮多尿，伴头晕、胸闷心悸 6 个月余。于 1992 年 3 月 4 日就诊。患者于去年 9 月起，觉口干口苦喜饮水，尿量增多，渐至头晕乏力，胸闷心悸，曾去某医院检查血糖 20.3 mmol/L，尿糖（＋＋＋），诊断为糖尿病，经用降糖灵等药治疗效果不明显，来我院求治于中医。症见形体消瘦，头晕乏力，胸闷，心悸，气促，动则加剧。口干口苦，多饮多尿。舌边尖红，苔薄白少津，舌下静脉青紫，脉弦小数。复查血糖 22 mmol/L，中医诊断消渴病。证属肺胃气阴两虚兼血瘀。予自拟苍竹降糖饮治之：苍术 10 g，玉竹 20 g，黄芪 30 g，山药 15 g，葛根 20 g，知母 15 g，天花粉 10 g，丹参 15 g。10 剂。嘱节制饮食。

二诊 口渴减轻，饮水及尿量减少。守上方继服 10 剂。

三诊 诸症悉减，检验血糖降至 8.2 mmol/L，尿糖弱阳性。用本方继续服用 50 剂后，临床症状全部消退，连续 3 次空腹查血糖波动在 4.8～7.2 mmol/L。

按 根据本案的临床症状，辨证为脾肺气阴两虚兼夹血瘀。方中苍术伍玉竹，主降血糖，苍术虽苦温辛燥，以其有敛脾精之功效，伍玉竹之甘寒滋润，可制其短而用其长，一燥一润可调和脾胃；黄芪配山药，取黄芪之补中益气、健脾升阳与山药之益气固肾、涩精止遗之作用，防止饮食精微流失。再配以知母、天花粉养阴生津。现代医学认为，糖尿病有特异的中小动脉及细小血管病变，部分糖尿病患者有胰腺血管闭塞不通的病理现象，这正符合中医久病多瘀之病理。故于方中配伍丹参、葛根活血通络，共奏益气养阴、活血祛瘀之功。

十一、中消证（甲状腺功能亢进症）

夏某某，男，40岁。因进行性消瘦燥热，多汗，烦躁易怒，多饮多食1年余，于1998年3月13日就诊。患者于去年2月起，感身热，烦躁，动则心悸汗出，容易饥饿，而且体重逐渐减轻，直至难以坚持劳动。于12月份去县人民医院检查确诊为"甲状腺功能亢进症"。服甲硫氧嘧啶3个月后引起头晕乏力，查血常规示白细胞、粒细胞减少，遂停药。建议中医药治疗，前来我处诊治。见消瘦，眼球稍凸出，甲状腺肿大，身热，冷天只穿单衣，动则心跳加快，出汗。夜晚睡卧亦盗汗，心烦易怒，口苦口干，多食饮冷。小便浑黄，大便稍秘。舌红苔中心薄黄干燥，脉浮弦数。实验室检查示TT3：13.4 nmol/L，TT4：264 nmol/L，诊为甲亢。辨证为阴虚火旺挟肝胃实热。治宜滋阴降火，清肝泻胃：青蒿10 g，银柴胡10 g，知母15 g，地骨皮10 g，龟甲10 g，生地黄15 g，黄柏10 g，玄参15 g，麦冬15 g，芦根15 g，黄芩10 g，炒栀子15 g，生石膏30 g，黄药子10 g，浮小麦15 g。服15剂。

二诊　身热，汗出，口苦口干，多饮减轻，小便转清，大便变软。仍动则心悸心慌，于前方去栀子，加枣仁12 g，柏子仁10 g，再服15剂。

三诊　诸症悉减，多饮，消瘦善饥均明显好转。于前方去黄芩、生石膏，将龟甲改成龟甲胶，加煅牡蛎20 g，又服20剂，症状消失，但仍形体消瘦。以后诸诊在本方的基础上随症稍作加减，共服150余剂，诸症消退，体重增加。化验TT3，TT4接近正常值，已完全恢复劳动能力。

按　甲状腺功能亢进是因为甲状腺激素分泌过多所致的一种常见的内分泌疾病，属中医"瘿瘤""中消"范畴。本例患者因服专治本病的西药出现副作用而停药，所以西医治疗收效甚微。根据临床舌脉辨证为阴虚火旺，肝胃实热，下焦则肝肾阴虚而虚火亢盛，中焦则肝胃阳盛，而实火亢炎，虚实夹杂之证，方中用龟甲、生地黄、青蒿、银柴胡、知母、地骨皮、黄柏、玄参等滋肾阴而清虚火；黄芩、炒栀子、芦根、生石膏等清肝胃之实火。虽然本证虚实相杂，但阴虚是本，肝胃实热为标，在治疗上始终以养阴为主，只有培阴之本，才能制阳之亢。

十二、瘿病（良性甲状腺瘤）

谭某某，女，43岁。因颈部左侧发现肿块1年余，于1995年9月22日就诊。患者于1年前，因夫妻不睦，心情不畅，发现颈部喉骨左侧有蚕豆大小肿物，不痛不痒，未予介意。至今年觉肿物稍增大，且觉喉部稍有不适，经医院B超检查提示诊为甲状腺旁瘤，性质待查。劝其手术治疗，限于多种原因被拒。求余用中药治疗：精神抑郁，喉咽部不适，胸胁胀满，嗳气得舒，口苦溺黄，月经提前，色黑成块，行经前觉小腹及乳房胀痛，甲状腺旁扪及肿块有红枣大小，质硬，光滑，能上下移动，不痛。舌淡红，苔白腻，脉浮弦。中医诊断：瘿病，肝郁气滞，痰瘀互结。治宜疏肝理气，祛痰化瘀：柴胡10g，白芍15g，青皮10g，郁金10g，蒲公英15g，夏枯草15g，昆布15g，海藻15g，牡蛎20g，浮海石15g，浙贝母10g，玄参15g，黄芩10g，丹参15g。服20剂，嘱保持心情舒畅，忌食甘肥酒酪之品。

二诊　精神稍舒畅，胸胁胀满大减。现正值月经来潮，颜色稍转鲜。瘀块减少，小腹及乳房胀痛亦减轻，喉部肿块变软。于前方加甲珠10g，续服20剂。

三诊　自觉症状消退，肿块缩小蚕豆大，仍守前方服20剂，肿块缩小至玉米大小。后守本方为丸服1年余，复查：临床症状全部消失，肿块触诊，超声波检查消失。

按 西医认为本病的发生与缺碘、内分泌失调等因素有关，其确切病因尚不清楚。多采用外科手术治疗，但术后较易复发。中医将本病归于"瘿病"范畴。认为多由情志内伤，饮食不调所致。本案患者因家庭矛盾，长期处于精神抑郁状态。郁则伤肝，肝郁气滞，气化不利则瘀痰互结，方中柴胡、白芍、青皮、郁金疏肝理气；牡蛎、浮海石、浙贝母清热化痰；蒲公英、夏枯草、昆布、海藻、玄参、黄芩清热软坚；丹参活血化瘀。诸药合用，且有疏肝理气，祛痰化瘀，清热软坚之功。

第六节 肢体经络疾病

一、斑疹（红斑狼疮）

吴某，女，27岁。因皮肤红斑，关节疼痛1年余，于1995年4月20日就诊。患者于1年前因突然恶寒发热，咽喉肿痛，住本单位职工医院。退热后皮肤出现红色斑块，全身关节疼痛不减，转县人民医院住院治疗。经检查确诊为系统性红斑狼疮。治疗1月余临床症状好转出院。出院后不久，皮肤又出现红斑，关节仍疼痛不止，且神疲乏力，食欲减退，前往省级医院检诊，诊断同前，服激素治疗。其间服用过中药治疗，病情基本稳定。于今年年初，将激素减量，皮肤又出现少量红斑，关节疼痛。患者不愿接受激素治疗，遂自行停药。症状加重，全身乏力，午后觉全身烘热，面部潮红，四肢内外侧皮肤有散发性红色斑块。肘关节、膝关节、踝关节红肿热痛，口苦咽干，喜冷饮，五心烦热。

小便黄短，大便干结。舌红苔黄腻，脉浮数，按之无力。实验室检查：尿蛋白（＋＋）。辨证为肝肾阴虚，心肺郁热，治宜滋阴清热凉血：生熟地黄各 15 g，墨旱莲 12 g，山茱萸 10 g，知母 15 g，地骨皮 10 g，玄参 15 g，麦冬 15 g，水牛角 30 g，牡丹皮 10 g，炒栀子 15 g，赤芍 15 g，忍冬藤 20 g，水桑枝 20 g，海桐皮 10 g，秦艽 10 g，鸡血藤 15 g，海风藤 10 g，白茅根 20 g，甘草 5 g。10 剂。

二诊　口苦咽干及四肢关节热痛稍减退，余无进展。于前方加川红花 6 g 以凉血活血。服 15 剂。

三诊　四肢肿、发热消退，疼痛亦明显减轻。红斑色泽转淡，数量有所减少。小便常规化验蛋白（＋），患者恢复正常，精神好转。但稍感腹胀，纳呆。为二地碍胃，方中加藿香 10 g，炒麦芽 15 g，醒脾健胃，服 20 剂。

四诊　红斑形状缩小，数量减少，色泽变浅，夜间关节少许疼痛，五心热减退，病情已去一半，恐活血太过伤络，于前方去红花，加太子参 15 g，益气养阴。服 20 剂。

五诊　诸症继续减退，尤其是红斑只隐隐现于皮肤，尿蛋白转为弱阳性，于前方加龟甲胶 10 g，又服 20 剂。

六诊　红斑全部消退，关节疼痛已止，尿蛋白转阴性，基本痊愈。为巩固疗效又加服 30 余剂，患者恢复上班，随访 1 年未发。

按　红斑狼疮西医认为是一种自身免疫性疾病，中医学中没有相应的名称，但与《金匮要略》中所描述的"阳毒之为病，面赤斑斑如锦纹"相似。本例患者因感受风热之邪，热邪入里，上则蕴于心肺，动气伤血；下则入侵肝肾，损津耗阴。致成肝肾阴虚，心肺蕴热，虚火风热侵扰血络而逼血妄行，致肌肤瘀斑。流注关节而致诸关节红肿热痛。唯滋阴清热，凉血和营而治。用生熟地黄、山茱萸、墨旱莲、知母、地骨皮、玄参、麦冬等滋养肝肾之阴；水牛角、牡丹皮、赤芍、白茅根、栀子等清心肺之热，兼能凉血和营；忍冬藤、海风藤、鸡血藤、水桑枝、秦艽、海桐皮等疏风活络。诸药合用，疗效明显。但本案为标本兼夹之症，首先标本同治，待心肺之热清退后，着重于治本养阴，只有肝肾阴津充沛，才可能达到彻底治愈的目的。

二、痹证 1（类风湿关节炎）

蒋某某，女，35 岁。因四肢关节疼痛 6 年余，关节变形屈伸不利 2 年，于 2003 年 8 月 27 日就诊。患者于 6 年前感双手指关节疼痛，未予介意。渐次累及腕、肘、肩等关节，在地方医院服中西药治疗，效果不佳。继又感全身关节剧痛，先是麻木，发冷，渐渐觉关节发热肿痛，不能坚持劳动，且日渐消瘦，容易感冒。于 2000 年 10 月经县级医院检查为"类风湿关节炎"，收住院治疗。经注射抗生素及激素，口服抗风湿类药物治疗，症状好转出院。出院不久病情反复，仍疼痛。近 2 年来，继续服用中西药，关节红肿较前减轻，但手指关节变形，出伸不利。服激素维持。由于抵抗力日渐减退，经常感冒发热，经人介绍前来求诊。症见消瘦，面色㿠白，神疲乏力，恶风怕冷。四肢关节疼痛，麻木，肢端发冷，关节发热。每逢天热转寒或天寒转热，疼痛更甚。手指关节畸形，僵硬，中指为甚，屈伸不利，偶尔忘服激素则疼痛难忍。口渴，喜温饮，脘腹痞胀。大便时溏时硬，小便量多，微黄。舌胖质红，苔薄黄湿润，脉浮缓，按之无力。为风寒湿热痹阻经络，痰饮流注关节，虚实相杂之候。以祛风散寒，清热燥湿，滋阴益阳为治：当归 10 g，白芍 15 g，川芎 10 g，生地黄 15 g，制川乌 10 g，桂枝 10 g，羌活 10 g，防风 10 g，独活 12 g，北细辛 5 g，茯苓 15 g，蜈蚣 1 条，乌梢蛇 15 g，制南星

10 g，鸡血藤 10 g，寻骨风 10 g，海风藤 10 g，威灵仙 15 g，知母 15 g，生石膏 20 g，玄参 15 g，黄柏 10 g，青木香 10 g，甘草 5 g。服 10 剂，文火久煎。将泼尼松每日 15 mg 减至 10 mg。

二诊　总体平稳，关节疼痛似有减轻，当知服药有效。因减少激素用量后症状未加重，反觉似有减轻。守前方再进 10 剂。嘱将激素减少半片（2.5 mg）。

三诊　恶风怕冷好转，疼痛有所减轻，于前方加黄芪 20 g，制草乌 10 g，再服 10 剂。将激素减至每日 5 mg（1 片）。

四诊　精神好转，疼痛继续减轻，手指关节僵硬亦觉好转，守前方又服 10 剂，将激素减至半片。

五诊　各关节疼痛明显减轻，肢端麻木和冷感大有减退，关节发热感相应减轻。恐攻邪过度损伤正气，于前方加党参 15 g。因近日余将外出，嘱服 15 剂。将激素全部停服。

六诊　诸症减轻十分之六，以后十余诊用上方随症加减共服 200 余剂。其病十去其九，后用上方去石膏，将党参改为大红参，将乌梢蛇改为白花蛇，加熟地黄、枸杞子、龟甲胶、鹿胶等研末为丸。服 3 个月后精神振奋，体重增加，疼痛已止，活动自如，但手指关节仍畸形，能参加体力劳动，基本痊愈。以后每年服丸药 1 副，随访 5 年未复发。

按　类风湿关节炎是一种以关节病变为主的全身慢性自身免疫性疾病，其病因和发病机理至今尚未完全明了。西医尚缺乏特殊有较的治疗方法。本病属中医"痹证"范围，其临床症状又与"历节病"相似。《金匮要略》对历节病的病因、临床表现、治疗方法有较系统的论述。其桂枝芍药汤、乌头汤、越脾加术汤等方药功效显著。本案据其脉、舌、症分析为寒热虚实夹杂之证。方中以乌头、桂枝、细辛散入骨之沉寒；蜈蚣、乌梢蛇等祛风寒；知母、石膏、黄柏、玄参等清入经脉之郁热；鸡血藤、寻骨风、海风藤等通经活络；加四物汤活血，取血行风自灭之意。尔后再加龟、鹿、杞、地补肾阴，壮肾阳，益精血而收全功。看似用药复杂，实为有的放矢。此病杂药亦杂，随症加减，灵活运用之妙也。

三、痹证 2(类风湿关节炎)

吉某，女，32 岁。因四肢关节疼痛 1 年余，加重 2 个月，于 1997 年 9 月 30 日就诊。患者长期租住地下室，从事豆腐业。于去年上半年自觉四肢关节疼痛，尤以指、腕关节明显，到入冬后疼痛逐渐加重，天气寒冷时更甚。在地方服过一些中西药物，症状稍有缓解，至今年 5 月上旬开始疼痛加剧，手指出伸不利，影响工作，遂来我院就诊：面白无华，四肢关节麻木，疼痛逆冷，手指关节强直，屈伸不利，月经延期量少，饮食二便无异常。舌淡胖，苔白薄，脉沉缓。实验室检查示：类风湿因子偏高。西医诊断：类风湿关节炎。中医诊断：痹证。属风寒阻络，治以祛风除湿，散寒通络。处方：黄芪 20 g，桂枝 10 g，麻黄 10 g，羌活 10 g，防风 10 g，白芍 15 g，制川乌 10 g，当归 10 g，川芎 10 g，蜈蚣 1 条，鸡血藤 15 g，寻骨风 10 g，海风藤 10 g，细辛 5 g，黄松节 15 g，甘草 5 g。服 10 剂。

二诊　四肢关节麻木逆冷减轻，疼痛亦稍缓，守前方服 15 剂。

三诊　诸症悉减，四肢转温，疼痛减半。手指关节稍感僵直，于前方去麻黄，加乌梢蛇 15 g，再服 15 剂。

四诊　疼痛已十去其七，指关节活动增强，实验室检查类风湿因子恢复至正常值。守前方再服 10 剂后，其病基本痊愈，仅气候变化时稍感疼痛，用前方加党参、熟地黄、枸杞子等药泡酒服，为巩固疗效。每年服 1 剂，随访多年未复发。

按 本案患者由于久居潮湿之地，其工作又经常接触冷水，以致风寒湿邪侵袭机体，壅塞经络，凝滞关节，久而成痹。方中麻黄、桂枝、乌头、羌活、防风、细辛等祛风散寒，蜈蚣、鸡血藤、海风藤等祛风通络，黄芪、当归、白芍、川芎等益气活血通经。诸药合用可祛风寒湿邪于外，通经络气血于内，邪去络通其病自愈。余遇此类疾病，凡见四肢关节强直屈伸不利者，常用蜈蚣、乌梢蛇、白花蛇、全蝎等虫类药物，收效甚佳。

四、痹证3（坐骨神经痛）

刘某某，男，45岁。因突起左下肢剧痛3日，于1998年6月27日就诊。患者于25日夜间突起腰痛牵引左腿内侧激烈疼痛。至次日晨间送往卫生院经镇痛等对症治疗，获短暂性缓解，但几小时后又发作。于今日上午由家人从车上背来我处治疗：痛苦病容，呻吟不已。左下肢沿坐骨神经剧烈疼痛，不能转侧，咳嗽或大声说话均牵引作痛，肢腿麻木发凉。舌淡红，苔白滑，脉浮紧。诊为坐骨神经痛，属风寒外袭，痰阻经络。治宜祛风散寒，温经通络。先用西药肌内注射氨基比林、双氯芬酸钠塞肛以临时止痛。中药处方：制川乌（先煎）10 g，麻黄10 g，桂枝10 g，北细辛5 g，当归10 g，赤芍15 g，川红花6 g，川芎10 g，独活12 g，蜈蚣1条，寻骨风10 g，鸡血藤15 g，威灵仙15 g，甘草5 g。嘱服7剂。

1剂其痛大减，5剂其痛已止。待7剂服完，能步行前来复诊：疼痛消失，但左下肢仍觉麻木，乏力。舌苔转白薄，脉转浮缓。知其风寒已经十去其八，恐太过功伐伤正，遂于前方去麻黄，加黄芪20 g，再服10剂，疼痛已止。后用上方加人参、熟地黄、枸杞子、淫羊藿、巴戟天再服10剂，经服用以巩固疗效，3年未复发。

按 坐骨神经痛是指在坐骨神经通路及其分布区内的疼痛。现代西医学主要以对症治疗为主，效果尚不理想。本病归属于中医学的"痹证"范围。本例患者长期从事农业生产，经常接触风寒水湿。日积月累，致使风寒湿邪阻滞经络，气血运行不畅，不通则痛。方中以制川乌、麻黄、桂枝、独活、威灵仙、寻骨风等祛风散寒除湿；当归、赤芍、红花、川芎、鸡血藤等活血通络；再加具有性善走窜、通络止痛之蜈蚣，更增温经散寒，通经活络之功。病邪驱散，经络疏理，气血通行，通则不痛也。

五、痹证 4(坐骨神经痛)

谌某某，男，56 岁。因腰痛放射至右下肢疼痛反复发作 2 年余，加重 1 个月，于 2001 年 5 月 20 日就诊。患者于 2 年前，因搬抬物品用力过度突感腰痛并痛连腿部，活动受限，经乡镇卫生院中医药治疗好转。尔后经常复发，去省市等上级医院检查确诊为腰椎骨质增生、腰椎间盘突出，继发性坐骨神经痛。建议手术治疗，患者惧怕手术，故到处求医，效果不甚理想。今年来发作频率增加，近 1 个月来疼痛加重，经住院中西药及针灸理疗等方法治疗，效果仍不佳，经人介绍求余诊治：腰痛腰胀，放射至右下肢疼痛、麻木、酸软，体位改变或活动时疼痛更甚。饮食、二便正常，舌淡苔白薄，脉沉细。诊为肝肾不足，筋骨失养。处方：熟地黄 15 g，枸杞子 15 g，鸡血藤 15 g，牛膝 10 g，桑寄生 15 g，续断 15 g，杜仲 10 g，独活 12 g，桂枝 10 g，墨旱莲 15 g，女贞子 10 g，淫羊藿 15 g，甘草 5 g。服 10 剂。

二诊 服药后，症状同前，未见好转，亦未加重。本方乃药对其症，为何不效？自忖：其脉沉细而缓，其舌淡苔白薄乃为寒湿之征，其痛动则加剧乃为气虚之兆也。应为气血亏虚，寒湿沉着于筋骨。应以祛寒除湿、益气温经治之：制川乌（先煎）

10 g，桂枝 10 g，北细辛 5 g，威灵仙 15 g，苍术 10 g，茯苓 15 g，薏苡仁 15 g，蜈蚣 1 条，鸡血藤 15 g，黄芪 20 g，当归 10 g，白芍 20 g，川芎 10 g。又服 10 剂。

三诊 疼痛麻木有所好转，守前方继服 10 剂。

四诊 疼痛明显减退，并能下床稍微活动，但行走站立仍不能持久。于前方加党参 15 g，服 15 剂。

五诊 疼痛十去其八，活动正常，守前方随症加减，前后共服药 70 余剂，以症状消除，脉舌恢复正常而收功。

按 本案患者腰腿疼痛日久，久病则虚，根据临床症状，初诊为肝肾不足，筋骨失养。因肝主筋，藏血，肾主骨，藏精，精血不足，筋骨失养，故疼痛以活动后更甚，以致长期卧床，实为辨病正确，而服药为何不效？经反复思考，从其脉舌分析，乃为老寒久湿沉着于筋骨，气血亏虚经络失养，以此治之而获大效，此舍症从舌脉治法。古人云：三折肱，九折臂方为良医，此话非虚也。

六、狐惑症（白塞综合征）

魏某，女，37 岁。初诊日期：1979 年 5 月 3 日。主诉：口舌、外阴生疮，伴瘙痒疼痛 1 年余。病史：患者长期在偏僻农村学校教书，居室阴暗潮湿。于去年 4 月起经常口舌生疮，小便灼痛，下阴部瘙痒。经服中西药治疗时好时发，至暑假期间病情有所加重。去省级医院检查确诊为白塞综合征。经打针，服药（药名不详）治疗后效果不佳，前来求治：痛苦病容，烦躁不安，口舌生疮，灼热疼痛，遇辛辣食物更甚。咽干口苦，喜冷饮，双眼角红肿流热泪。下阴外部生疮，伴瘙痒，甚时流黄褐色水液。月经提前，血黑，成块，白带黄稠，异味。小便红赤短少灼痛，大便秘结。舌质鲜红，苔黄厚，脉弦滑数，辨证为湿热蕴于营血，火毒侵于肌肤。处方：金银花 12 g，连翘 10 g，野菊花 10 g，蒲公英 15 g，重楼 10 g，白蔹 10 g，苍术 10 g，黄柏 10 g，天花粉 10 g，生地黄 15 g，木通 12 g，水竹叶 21 g，黄连 5 g，炒栀子 15 g，滑石 30 g，龙胆 10 g，玄参 15 g，知母 15 g，莲心 5 g，甘草 5 g。10 剂。另外，每日用大黄 15 g、冰片 0.5 g 温开水泡漱口，每次口含 10～15 分钟；用苍术、黄柏、蛇床子、萹蓄、滑石各适量研末用凡士林 100 g 调匀，涂至阴部溃疡处（用食盐和茶叶煎水洗净阴部后再擦涂）。

二诊　通过内服外用，口干口苦好转，外阴部瘙痒疼痛明显减轻，尿痛亦好转。守前方再服 15 剂。

三诊　口腔溃疡减少，灼热感减轻，下阴部分泌物减少。但胃脘部稍觉痞胀，恶心。恐寒凉太过伤胃，于前方去龙胆、滑石，加藿香 10 g，厚朴 10 g，续服 15 剂。下阴外用药加白及，继续外涂。

四诊　诸症减轻十分之五，下阴疮面干结，口腔舌面溃疡缩小，小部分愈合。守上方随症加减服 130 余剂，基本痊愈。

按　白塞综合征是一种以口腔、眼、生殖器官为主要病变的独立性综合病症，其病因迄今未明。且现代西医学尚无理想控制病情的药物。根据其临床特征，与中医"狐惑病"颇为相似。《金匮要略》中有具体描述："狐惑之为病……依于喉为惑，蚀于阴为狐。""目赤如鸡眼。"提出了内服外用的治疗方法，开中医治疗本病之先河。本案患者长期居住阴暗潮湿之地，感染湿邪，郁久成热，热盛化火，火盛为毒。致使湿热蕴于营血，火毒侵于肌肤。治宜躁湿清热，泻火解毒，清营透热。方中苍术、黄柏、黄连、栀子、龙胆、木通等躁湿清热；金银花、连翘、蒲公英、莲心、天花粉、重楼、白蔹等解毒泻火；玄参、知母、生地黄等清营透热。其症状在外位于口、眼、下阴部位，在内则应对心、肝、胃、肾俱脏腑。所以本方由泻心汤、清胃散、知柏地黄丸综合加减组成。药对其症，药到病除。其中解毒的药物最为重要，尤以重楼、白蔹两药对本病的针对性较强，《神农本草经》云重楼治"痈疮、阴蚀、下三虫、去蛇毒"；《本经》载白蔹"主痈肿疽疮，散结气，止痛，除热，目中赤……女子阴中肿痛"。余用本方治愈此病 3 例，均获良效。方中未用此二药时，其效果甚微，用上此二药效果明显。

七、皮痹（硬皮病）

杨某，女，47 岁。因反复四肢关节疼痛 5 年，皮肤硬化，色青紫 2 年。于 1997 年 3 月 27 日就诊。患者 5 年前觉四肢关节经常疼痛，逐渐加重，经服中西药治疗获短暂效果。近 2 年来，疼痛加剧，且四肢皮肤发现粗硬斑块。诸医认为风湿性结节，故作风湿医治，效果不明显。最近 1 年斑块颜色由红变紫，知觉减退，四肢关节渐觉僵硬。去省某医院检查确诊为"硬皮病"，服激素治疗，症状一度好转。若激素减量则病情加重，故求余用中药治疗。现症：激素面型，四肢关节疼痛、麻木、僵硬、屈伸不利。肢体皮肤暗紫红色，粗糙，萎缩，硬肿刺痛，指端青紫肿胀。气候变冷时，觉麻木厥冷。胃脘胀痛，食欲不佳。停经 5 个月，二便正常。舌紫暗，苔薄白有津，脉迟弦涩。中医诊为"皮痹"，属风寒阻于经络，瘀痰滞于肌肤。治宜祛风散寒，化瘀触痰，行气活血。自拟：黄芪 20 g，归尾 10 g，赤芍 15 g，川芎 10 g，桃仁 10 g，川红花 6 g，鸡血藤 15 g，制川乌（先下）10 g，麻黄 8 g，桂枝 10 g，羌活 10 g，防风 10 g，威灵仙 15 g，北细辛 3 g，蜈蚣 1 条，制天南星 10 g，广木香 7 g，麦芽 15 g，甘草 5 g。10 剂。文火久煎。将泼尼松由每天 15 mg 减至 10 mg。

二诊　四肢疼痛麻木似有缓解，胃脘胀痛减轻，服药后无其他不适感，可知药已对症。守前方继服10剂。

三诊　四肢疼痛、麻木、僵硬减轻。前日气候变冷，指端厥冷亦有好转，但觉大便稀泻。于上方去桃仁，加丹参20 g，再服10剂。嘱其将激素减至每日5 mg（1片）。

四诊　手指关节疼痛，僵硬明显减轻，皮损由紫色转为红色，恐功伐太过伤正，加红参15 g，以益气助活血化瘀之功。又服10剂。并嘱完全停服激素。

五诊　四肢关节疼痛僵硬十去其六，皮损部位变软，色转淡红。食欲增强，停激素后不但病情未反复，而且更趋好转。再服10剂后，诸症继续减轻。在以后十余次诊中守上方随症稍作加减，服200余剂后，关节疼痛消退，皮损大部分恢复正常，仅留轻度皮肤萎缩，色素稍沉着。基本痊愈。

按　现代医学认为硬皮病为结缔组织的一种弥漫性疾病，其确切病因不明。属中医"风湿痹""皮痹"。多因风寒湿邪阻于经络，瘀血痰饮凝于肌腠，使气血运行不畅，肌肤失养，故皮肤萎缩，变硬。本例感受风寒之邪，外邪久羁经络，气血运行受阻，气滞不能宣化水饮而成痰，血脉阻涩不通而成瘀。风寒湿瘀痰阻于经络，肌肤失养而成本证。治宜祛风散寒，化瘀触痰，活血。方中制川乌、麻黄、桂枝、羌活、防风、细辛及威灵仙等驱风散寒温经；黄芪合桃仁四物汤益气活血营肌；蜈蚣祛风解痉；制天南星温化风痰。诸药合用，切中病机。

八、热痹（风湿性皮下结节）

宋某某，男，28岁。因双下肢皮下出现紫红色硬性结节1年，加重2个月，于1975年5月10日就诊。患者于去年2月开始感双膝、踝关节疼痛，10余日后踝关节处皮下出现多个红枣大硬性结节，稍有发热，且按之轻微疼痛，经服吲哚美辛等抗风湿药物，关节疼痛稍减，服药8个月后，因胃部不适停药，疼痛又作，改服中药独活寄生汤等药，效果不显，近2个月来，疼痛加重，结节增多，遂去县人民医院检查，诊为"风湿性皮下结节"。服保泰松、强的松治疗，症状明显缓解，但服药1月后又觉胃痛而停药，症状又复如前。遂来我院求中医治疗。见双下肢踝部多个结节，如红枣大，质硬，滑动，表面呈紫红色，按之轻微疼痛，膝、踝关节疼痛微热，口苦咽干，纳食正常。入夜加重，小便微黄，大便无异常。舌红苔薄黄，脉濡数。血化验：抗"O"1：800；血沉：52 mm/h。中医诊断：热痹。属风湿热瘀，阻滞肌肤。治宜祛风除湿清热，活血通络，自拟方：归尾10 g，赤芍15 g，川红花7 g，生地黄15 g，牡丹皮10 g，炒栀子15 g，苍术10 g，黄柏12 g，防风10 g，忍冬藤20 g，海桐皮10 g，寻骨风10 g，海风藤10 g，蒲公英30 g，广木香7 g，麦芽15 g。10剂。

二诊　下肢关节疼痛好转，灼热感减轻，结节稍缩小，守方继服10剂。

三诊　膝踝关节疼痛灼热感基本消退，结节明显缩小，舌上黄苔消退，加木通10 g，再服10剂后疼痛已止，结节数量减少，并缩小至玉米大小，皮肤表层色泽正常，继服本方20剂后，诸症消退。随访2年未复发。

按　根据《素问》"荣气不从，逆于肉理，乃生痈肿"的理论，认为本案患者为感受风湿之邪，侵入络脉，阻滞血液循环，久而发热，致使风湿热流经关节及经脉而至膝踝关节灼痛及踝关节部形成紫红色硬结胀痛症，采用祛风除湿清热、活血通络之剂治之。方中用防风、海桐皮、海风藤、寻骨风等祛风，用归尾、赤芍、红花、生地黄、牡丹皮等活血通络，用苍术、黄柏、炒栀子、忍冬藤、蒲公英等燥湿清热。尤其重用忍冬藤、蒲公英清热散结，效果甚佳，后用此方治愈本病多例。

九、偏头痛 1（三叉神经痛）

曾某某，男，42 岁。因左侧头面部疼痛反复发作 1 年余，加重 1 个月，于 1990 年 4 月 28 日来诊。患者好食酒酪辛辣之品，于 1 年前觉牙龈肿痛，放射至左侧头部太阳穴处灼痛。经服中西药治疗，并经其医院口腔科拔牙，牙痛已止。尔后左侧头面部疼痛间歇性发作，经服各种药物治疗始终不能根除。于 1 个月前，头痛又发作，疼痛难忍，在当地医院经消炎镇痛药对症治疗获暂时缓解，几天后又发作。经人介绍前来求治。症见：左侧头面部，尤其是太阳穴处阵发性剧痛，并感烘热。其太阳穴周围肌肉抽搐，牙龈肿痛，目睛发胀，烦躁易怒，恶心欲呕，或呕吐痰涎，口苦咽干。小便微黄，大便稍秘。舌红苔黄腻，脉弦滑数。西医诊断：三叉神经痛。中医诊断：偏头痛。诊为肝阳上亢，风痰阻络。治宜平肝潜阳，祛风化痰：柴胡 10 g，生地黄 15 g，白芍 15 g，菊花 10 g，钩藤 15 g，川芎 10 g，天麻 10 g，僵蚕 10 g，金蝎 5 g，黄芩 10 g，白蒺藜 15 g，知母 15 g，玄参 15 g，石决明 20 g，法半夏 10 g，茯苓 15 g，制天南星 10 g，甘草 5 g。10 剂。并嘱戒酒，清淡饮食。

二诊　疼痛减轻，痛处烘热和抽搐感觉明显好转。守前方再进 10 剂。

三诊　诸症减轻，牙痛目胀和恶心消失，仅左侧头面部稍感胀痛。于前方去制天南星，加赭石 30 g，又服 10 剂。

四诊　疼痛已止，诸症消失，用玉女煎加柴胡、白芍、菊花、钩藤、天麻、龟甲等药服 15 剂收功，随访 2 年未复发。

按　原发性三叉神经痛是指三叉神经分布区内反复发作的阵

发性、短暂剧烈疼痛。病因至今不明。现代西医尚缺乏有效而又无副作用的治疗方法。属中医"偏头痛""面痛"等范围。本案患者喜食酒酪辛辣之品，湿热内蕴，耗损肝胃阴津。阴虚则肝阳挟风火痰浊循经上亢所致。方中柴胡、白芍、生地黄、石决明等平肝潜阳；黄芩、知母、玄参清肝胃郁热；菊花、钩藤、天麻、川芎、全蝎、僵蚕等祛风止痉；法半夏、茯苓、制天南星等蠲痰化浊、和胃降逆。诸药合用，具有平肝潜阳、祛风化痰之功，效果甚佳。

十、偏头痛 2（三叉神经痛）

陆某某，女，46 岁。因右侧面部阵发性疼痛 3 年，于 1975 年就诊。患者于 3 年前感觉右侧面部，特别是太阳穴处疼痛，阵发性发作，每次痛约 30 秒左右，每日 2～3 次，未予介意。日久则逐渐加重，直至难以忍受，在地方服过一些中西药物疗效不佳，遂去县人民医院检查诊断为"三叉神经痛"。服过苯妥英钠、安定等多种药物，及封闭、针灸等方法治疗，均能获短暂疗效，前几天因停服苯妥英钠，疼痛又发作，前来求治：右侧面部近太阳穴处阵发性疼痛，痛如电击，面部肌肉收缩，眼睛流泪，疼痛难忍，持续 1 分钟左右开始减轻，每日发作 10 余次，以上午为甚。面色潮红，心烦失眠，口干咽燥，小便微黄，大便秘结。舌质红，苔薄黄，脉弦细有力。属肝阴亏虚，肝阳挟风上亢。治宜养血柔肝，熄风解痉，予自拟方：白芍 30 g，柴胡 10 g，白蒺藜 20 g，僵蚕 10 g，天麻 10 g，白菊花 10 g，钩藤 15 g，石决明 30 g，草决明 15 g，生地黄 15 g，甘草 5 g。服药 5 剂。诸症大减，又进 10 剂。诸症尽除，疼痛已止，2 年未复发，后稍微发作用本方服 3 剂，其痛立止。

按 本案因脾失调达，肝阴亏虚，阴不潜阳，挟风循经上亢所致，方中重用白芍以养血柔肝，伍甘草酸甘缓急止痛；石决明，草决明，生地黄育阳潜阳；僵蚕、白菊花、钩藤、天麻、白蒺藜平肝熄风。用柴胡疏肝理气并引药归经。诸药合用，奏效甚速。

十一、痹证（脊髓空洞症）

邓某某，男，35岁。因右侧肢体麻木不仁，活动障碍4年余，于2002年4月26日就诊。患者素禀体弱，于4年前感右侧肢体麻木，未予介意渐渐加至乏力、患侧肢体肌肉萎缩，不能活动。经省医院确诊为"脊髓空洞症"。到处求医无效，经人介绍转来诊治：右侧肢体麻木不仁，不知痛温，无力抬举活动。皮肤干燥，肌肉萎缩，尤以下肢为甚。脊椎稍弯曲。食欲不振，脘胀闷，小便正常，大便溏稀，舌淡苔白薄有津，脉沉缓，按之无力。中医诊断为"风痹"，属肾虚髓空，脾运失调。治宜补肾填髓，健脾益气：熟地黄15 g，黄精15 g，山茱萸10 g，枸杞子12 g，狗脊10 g，桑寄生15 g，续断15 g，杜仲10 g，鹿胶10 g，巴戟天10 g，菟丝子10 g，桂枝10 g，鸡血藤15 g，黄芪20 g，党参15 g，白术10 g，木香7 g，麦芽15 g，甘草5 g。守上方连服50剂后，饮食增加，脘腹已舒，大便正常，麻木减轻，活动增强，腰能伸直。于上方加淫羊藿15 g，补骨脂10 g。又进70余剂，腰背恢复正常，麻木十去其八，右侧肢体活动有力，肌肉渐丰，皮肤温润，能参加轻体力劳动。于前方将鹿胶易为鹿茸每剂5 g，用10剂量研末为蜜丸连服半年后，全部症状消失，随访2年未复发。

按 脊髓空洞症是一种缓慢进展的脊髓退行性病变。西医迄今尚未认识其确切病因。根据其临床表现属于中医的"痹证"。多由先天不足，肾精亏损，精亏髓空所致。本例患者素禀体弱，先天肾气不足，肾精亏损，加之后天脾气虚衰，运化失司，水谷精气不足以充养肾精。精不化髓，髓海空虚，不能营养骨髓关节，致使骨废肉萎而成诸症。方中熟地黄、黄精、山茱萸、枸杞子及血肉有情之品鹿胶等补肾益精填髓；黄芪、党参、白术等健脾益气；巴戟天、菟丝子、续断、杜仲、狗脊等壮骨强筋。此脾肾双辅之剂，补肾以益先天之精，补脾以生后天之精，又使后天之精反哺先天之精，精充则髓足，髓足则病自愈也。正如《内经》所云："人始生，先成精，精成则脑髓生。"

十二、震颤 1(帕金森病)

黄某某，男，67 岁。因头颈摇动伴双上肢抖动 5 年余，加剧 6 个月，于 1978 年 12 月 12 日就诊。患者于 5 年前觉头晕乏力，双上肢麻木，活动或用力后抖动，不能自止，未予介意。2 年后头颈部也出现不自主地摇动。在当地服中西药效果不显，去县人民医院检诊为"帕金森病"，长期服左旋多巴治疗，症状有所缓解。自今年 5 月下旬起病情加重，生活不能自理，遂由家人扶来求诊。见头颈部间歇性摇动，嘴角流涎，语言不连续且欠清晰，吞咽迟缓，双上肢抖动，麻痹，腰膝酸软，站立困难。头昏耳鸣，视物模糊，神志清楚但表情淡漠，反应迟钝。饮食靠人喂送，大便稍秘，小便频短，夜尿多。舌淡红苔少有津，脉小弦而缓，两尺稍沉。诊为震颤，属肝肾精血亏虚，风痰扰动经筋。治以补肾养肝，熄风化痰：熟地黄 15 g，黄精 15 g，制何首乌 15 g，当归 10 g，白芍 15 g，枸杞子 12 g，墨旱莲 15 g，女贞子 15 g，龟甲 10 g，菊花 10 g，钩藤 15 g，蜈蚣 1 条，天麻 10 g，制天南星 10 g，甘草 3 g。服 15 剂。停服西药左旋多巴。

二诊 头晕耳鸣，嘴角流涎减轻，语音提高，言语稍清晰，表情淡漠亦好转，仍守前方服 20 剂。

三诊　双上肢抖动稍觉减轻，头颈摇动间歇时间延长，于上方加黄芪 20 g。再服 20 剂。

四诊　诸症减轻。于前方加鸡血藤 15 g，病情继续好转。以后 10 余诊中用本方稍作随症加减共服 200 余剂。头部、肢体抖动减轻 90%，精神恢复正常，生活能自理，并能从事种菜、喂养牲畜等轻微劳动，基本治愈，一直活至 92 岁逝世。

按　现代西医对帕金森病的病因至今还不明确。根据其临床症候属中医"颤"症范畴。《内经》云："诸病掉眩，皆属于肝。"《证治准绳》其杂病节云："颤。摇也；振，动也；筋脉约束不住而不能主持，风之象也。"证明古人对本病早有认识。本例患者年老体衰肝肾精血亏虚，肝风内动，风主动，故头与肢体摇动不能自止。方中以熟地黄、黄精、何首乌、枸杞子、龟甲及当归、白芍等补肾益肝以生精血；天麻、菊花、钩藤、蜈蚣等祛风以止动摇；以制天南星祛风痰以通经络。精血生，内风熄，经络通则病自已。本例患者由于年老体弱，病程长，症情重，虽未完全痊愈，但能生活自理，勉强从事轻微劳作，有如此疗效，亦属罕见，故录于此，以供方家参考。

十三、震颤 2(帕金森病)

徐某某，男，42 岁。因右上肢麻木，阵发性震颤 1 年余，加重 3 个月，于 2002 年 8 月 20 日就诊。患者自诉从去年上半年觉右肩关节疼痛麻木，在当地服中药 30 余剂关节痛止。但患肢仍麻木且日益加重，渐至每于劳作后觉不自主抖动。因爱饮酒，认为是酒病未予介意，仍继续劳动。近 3 个月来麻木、抖动加剧，严重影响劳作遂来诊治。体格检查一切指标正常。现症：双上肢麻木，以右侧加重，指关节稍觉僵硬，遇冷更甚，阵发性抖动，不能自止。后颈强硬，肩背胀痛。饮食、二便正常。舌淡苔白滑，脉浮略弦。西医诊断为"帕金森病"，中医诊断为"震颤"。属风寒阻络，气血运行不畅，治宜祛风散寒，行气活血：当归10g，白芍15g，川芎10g，黄芪20g，羌活10g，防风10g，桂枝10g，制川乌（先煎）10g，北细辛5g，蜈蚣1条，僵蚕10g，鸡血藤15g，寻骨风10g，海风藤10g，甘草5g。嘱服10剂。

二诊　双上肢麻木减轻，后颈强硬，肩背胀痛好转。守前方继服20剂。

三诊　颈肩强直感消失，上肢麻木僵硬明显好转，抖动亦稍减轻。功伐之药久服恐伤正气，于前方加党参15g，又服20剂。

四诊　右上肢抖动程度减轻，间歇时间延长。守方随症加减先后服80余剂，症状全部消失，舌脉转正常。能从事体力劳动，随访2年未发作。

按　本例患者从事农业生产，长期顶风冒雨，风寒之邪侵袭机体，久而停留阻滞经络，气血运行不畅，不能营养肌肉筋脉而颤动。且风为诸邪之首，风胜则动，可见本证为外风侵扰所致。方中以羌活、防风、桂枝、乌头、细辛等驱风散寒；蜈蚣、僵蚕、鸡血藤、寻骨风、海风藤等祛风通络止痉；黄芪、白芍、当归、川芎等益气行血。一则气血营运以濡经脉，另则血行风自灭，加强祛风的力量。风去则病自愈矣。由于本案病程短，病情较轻，又值壮年，故治疗效果很佳。此类患者余经治过多例，用此法此方治之多获良效。

十四、痿证1（重症肌无力）

何某某，男，35岁。因全身乏力伴双眼睑下垂1年余，于1990年4月25日就诊。患者素体虚弱，小时曾患消化营养不良症，成年后经常感冒打针服药。于去年2月开始全身乏力，继则双眼睑下垂，去省县医院均确诊为"重症肌无力"。用新斯的明、维生素B族药物治疗，稍有好转，但停药后又恢复原状。遂改服中药；面色萎黄，身体瘦弱，全身倦怠乏力，四肢肌肉张力不足，双侧眼睑下垂，晨起勉强能睁开，到午后加重，睁开不到几秒钟又复下垂。少气懒言，食欲不振，小便清长，大便微溏，舌淡红，苔白薄，脉浮缓，重按无力。中医诊断"痿证"。属脾肺气虚。治宜补脾益肺，加味异功散主之：黄芪30 g，党参20 g，白术10 g，茯苓15 g，陈皮10 g，山药20 g，莲子15 g，薏苡仁15 g，藿香10 g，砂仁7 g，炙甘草5 g。嘱服20剂。

二诊　服上药精神好转，每次能睁开约1分钟，守方续服20剂。

三诊　精神大振，全身乏力和眼睑下垂明显好转。于前方去党参，加白人参15 g，再服20剂。

四诊　饮食大增，体重增加3 kg，面色开始转红润，全身四肢劲道增强，眼睑每次能睁开约半小时，然后闭目休息1～2分钟后复能睁开。以后诸诊中基本守前方治疗，服药百余剂，直至完全恢复正常。追访2年未发作。

按　重症肌无力是由于神经肌肉传递功能障碍而影响肌肉收缩的慢性疾病，现代西医至今尚无特效疗法。根据其症状表现属中医的"痿证"范畴。对本病《内经》中早有论述："胃不实则诸脉虚，诸脉虚则筋脉懈惰。"明代《证治准绳》论述更明确："痿者，手足痿软而无力，百节众驰而不收也。"本案患者先天禀赋不足，体弱多病，损伤脾胃。脾主肌肉四肢，眼睑亦属脾。肺主一身之气而朝百脉。脾胃功能失调，气血生化无源，不能充养肺气，以致脾肺气虚。气虚久则引起血虚，气血不足，肌肉筋脉失养，渐致四肢萎弱无力，眼睑下垂，甚至肌肉萎缩。方中党参、白术、茯苓及莲子、藿香、砂仁等健脾开胃，黄芪、山药、薏苡仁等益气补肺。脾胃健而纳水谷，吸收转其精微，而开气血生化之源，气血足而能营养肌肉经脉，病自愈矣。

十五、痿证 2（周期性麻痹）

姚某某，男，39 岁。因双下肢乏力，伴手颤肢麻 1 年余，加重 3 日，患者诉：于 1991 年 7 月 23 日发病，初见汗出口渴，肢体酸痛，颤动并伴有麻木感。进而双侧下肢瘫痪，并伴有心悸、烦躁等症。一般持续时间在 10 日以上，经睡眠休息后病情日渐好转，常因劳累或情绪激动而发作，每月发作 1～2 次，经西医诊断为正常血钾性周期麻痹，患者延医数处未获明显疗效。此次患者发病 3 日后遂来我院住院诊治，见手颤肢麻，双下肢酸软无力，午后为甚，口渴汗出，消谷善饥，胸胁胀闷不舒，烦躁易怒，溲黄便秘，舌红苔黄，脉弦滑而数。实验室检查示：甲状腺吸碘（一），血糖（一），血清钾 4.5～4.7 mmol/L，心电图未见明显异常。综合上述症状及实验室检查所见，当从肝论治。宜疏肝泄热，和血舒筋，方用龙胆泻肝汤加减：柴胡 10 g，白芍 15 g，龙胆 10 g，炒栀子 15 g，当归 10 g，生、熟地黄各 12 g，麦冬 10 g，玄参 10 g，天花粉 10 g，石决明 20 g，黄连 5 g，枸杞子 12 g，川楝子 15 g，甘草 3 g。嘱服 3 剂。

二诊　双下肢酸软，手颤肢麻，胸胁胀闷，口干汗出等症状较前好转。舌淡红，苔白躁，脉弦。于前方去玄参，再服 5 剂。

三诊　服上药诸症悉减。因肝火已退，故去龙胆、黄连苦寒之品，以免伤正，再加黄芪 15 g、党参 15 g，白术 10 g，服 10 剂，病愈。随访 2 年未发作。

按　本病是周期性麻痹的一种，是以呈周期性发作的弛缓性瘫痪，发作时以患者血清钾并未明显改变为特征，属中医痿证范畴。然本案不属于痿证的肺热伤津，湿热侵淫，脾胃气虚，肝肾亏虚，瘀血阻滞等证型，参考《内经》及历代医家所言，本证当属肝之罢极失常所致，"肝者罢极之本也"。又主身之筋膜，肝失疏泄，筋失主宰，筋之活动及耐力失常所致。故从肝论治，方中以柴胡、白芍、川楝子、石决明等疏肝、镇肝；以龙胆、麦冬、天花粉、黄连等泻热清火；以当归、生熟地黄、枸杞子等滋养筋脉。诸药合用，共奏疏肝泻热、和血舒筋之效，则病自除矣。

十六、痿证 3(感染性多发性神经炎)

陈某某，男，38 岁。因发热 1 日，全身无力 3 日，于 1974 年 4 月 20 日就诊。患者 3 日前在田间劳作，中午时觉恶寒发热，头身困重疼痛，喝一碗紫苏生姜汤后，下午继续劳动，夜间又发热，在本大队（村）合作医疗站注射"氨基比林"和服用阿司匹林、四环素等药物，发热消退。次日晨觉头晕乏力，又坚持劳动 1 日。于第 3 日晨起觉全身无力。不能起床，遂延余出诊：神志清楚，语言无力，四肢呈弛缓性软瘫，自主运动基本消失，饮食靠其妻喂饮，但能吞噬，口苦口干。舌边尖红，苔黄腻，脉濡数。体温、血压均正常，腓肠肌有按痛，深反射消失，西医诊断：多发性神经炎。中医诊断：痿证。属湿热侵淫，流散筋骨。拟三妙散加味：苍术 12 g，黄柏 15 g，牛膝 10 g，薏苡仁 15 g，防风 10 g，茯苓 15 g，木通 12 g，滑石 30 g，藿香 10 g，佩兰 10 g，甘草 3 g。5 剂。

二诊　服完 5 剂后，双手能握筷，稍能抬举。双下肢可站立，能走数步。口干口苦亦见好转。守前方再进 5 剂。

三诊　双下肢活动基本恢复正常，除下蹲起立稍差外，行走亦基本恢复正常。守方再服 10 余剂后，诸症消失，恢复正常。

按　本病中医称为痿证。由于患者经常在野外劳作，感受湿邪，久则湿郁化热，湿热蕴积相蒸，浸淫筋脉，气血运行不利，使筋脉肌肉失于濡养而弛纵不收成痿。《素问》云：湿热不攘，大筋软短，小筋弛长，软短为拘，弛长为痿。可见湿热是导致本病的主要病因之一，治宜祛湿清热，方中集苦寒燥湿，淡利渗湿，芳香化湿之药为一体，务使湿热去除，湿去则热孤，湿热得清，其病自愈。

十七、面瘫（面神经炎）

宋某，男，54 岁。因右侧口眼歪斜半个月，于 1973 年 11 月 23 日就诊。患者于本月 8 日晨起洗脸之后，突觉左侧面部麻木，并有蚁行感，继则眼面、太阳穴处如触电感觉，口角向右歪斜，曾在他处医治，服过天麻钩藤饮、牵正散，未见明显效果，遂来我处门诊：神志清楚，口眼向右歪斜，口角流涎，左侧舌体麻木不适，语言、吞咽不利，右侧面部恶风，稍感头晕头痛，饮食二便如常。舌淡胖苔白薄，脉浮弦滑，诊为面瘫，辨证为风寒痰浊，痹阻经络，治宜祛风散寒，化瘀活血通络。予自拟方：当归尾 10 g，赤芍 15 g，川芎 10 g，川红花 6 g，羌活 10 g，防风 10 g，白芷 10 g，鸡血藤 15 g，蜈蚣 1 条，地龙 12 g，制天南星 10 g，甘草 5 g。7 剂。

二诊　头晕头痛及面部恶风明显好转，口角流涎及语言謇涩减轻，守上方加僵蚕 10 g，继进 10 剂。

三诊　语言吞噎正常，口眼部好转，再进 10 剂。

四诊　口眼歪斜明显好转，于上方加黄芪 15 g，将赤芍改为白芍，川红花改为丹参，服 10 剂后，口眼歪斜十去其八，后用此方又服 40 余剂痊愈。

按　本证是由一侧面部神经瘫痪，口眼向另一侧倾斜所致。中医谓中风，风中经络。本案因患者年老体弱，气血不足，脉络空虚外感风寒之邪与体内宿痰阻塞经络，气血运行障碍，以致面部经脉失养而成。治宜祛风散寒化痰，活血通络。方中当归尾、赤芍、红花、川芎、地龙、鸡血藤活血通络，羌活、防风、白芷、蜈蚣、制天南星祛风散寒化痰，尤以白芷能入药直达面部阳明经。前医只顾祛风，忽略散寒，活血为治，所以效果不显。须知散寒则经络得以温通，活血则风邪自散，古人云：祛风先活血，血行风自灭。

十八、头痛(肌肉收缩性头痛)

张某某，女，37 岁。因持续性头痛，间歇性加重 1 个月，于 1975 年 4 月 3 日就诊。患者近 1 个月来觉头晕头痛，时而痛甚，时而减轻。西医经用止痛、镇静类药物均未获效，后又服中药羌活渗湿汤、苍耳子散等亦未收效，前来我处门诊。见精神不振，语言低沉，额枕部沉重如裹，疼痛持续，时而疼痛加剧，胸闷脘痞，恶心干呕，纳食不佳，二便正常。舌淡红，苔白腻，脉浮弦，诊为肌肉收缩性头痛，属痰湿郁滞，上扰清空。治宜化湿祛痰，安神止痛。予自拟葵茶饮：法半夏 10 g，陈皮 10 g，制天南星 7 g，石菖蒲 10 g，炙远志 7 g，枳实 12 g，竹茹 10 g，陈茶叶 10 g，向日葵饼心（洗净去掉外皮）30 g，甘草 3 g。嘱服 5 剂。服后诸症大减，再进 5 剂，症状全消，病告痊愈，随访 1 年未复发。

按 肌肉收缩性头痛为慢性头痛中最为常见者，属中医内伤头痛。本例患者因教学工作压力大，思虑过度，损伤脾运，水湿内停，痰浊上扰清空，阻于头面，经络肌筋失养所致。方中法半夏、陈皮、制天南星、石菖蒲、竹茹等燥湿祛痰化浊；枳实宽中下气；炙远志一则安神定志，另则可助祛痰化浊；陈茶叶清空醒脑；葵饼心健脾祛湿，缓急止痛。尤以后两者为方中主药，取其上清头目、中化痰浊之功。

十九、梦游症

张某某，男，28岁。因间歇性午夜睡寐中突然下床乱走6个月，于1973年11月2日就诊。患者近2年来经常觉头晕乏力，失眠多梦，梦中呓语，近半年来发展至半夜不由自主下床乱走，神志模糊，家人劝阻亦难清醒。大声呼唤或强行推操才能觉醒，问及刚才之事，茫然无知，一个星期或半个月发作1次，近1个月来发作频繁，遂来求诊：精神疲倦，四肢乏力，失眠多梦，心悸健忘，心烦，口苦咽干，食欲减退，小便微黄，大便稍秘。舌红，少苔，脉细弦，诊为梦游症，属心肝血虚，心火内扰神明，投补心汤合甘麦大枣汤化裁：柏子仁10g，酸枣仁15g，炙远志6g，玄参15g，麦冬15g，生地黄15g，首乌藤15g，小麦30g，大枣10枚，甘草7g。10剂。服后诸症大减，近10日内夜间未离床乱走，睡眠中仍有梦呓，于上方中加阿胶10g，共服50余剂，各症消失，随访2年未再复发。

按 本案根据其脉症，主要由于心肝血虚所致。心主血而藏神，肝藏血而舍魂，阳入于阴则寐，出于阴则寤。且阴血亏损，阴不潜阳，则肝火旺而心火自炎，故魂梦迷离而妄动不安。通观本方，有养血安神、滋阴降火之功。营阴得养，能敛气纳阳，使心能藏神，肝能舍魂，神魂自安矣。

第七节 儿科疾病

一、小儿夏季热1

曾某某，男，4岁。因高热烦躁伴口渴，尿频尿多9日，于

1977年7月22日就诊。患儿于本月18日突发高热。经某医院门诊解热、抗炎治疗高热仍不退，收儿科住院治疗。完善各种检查未发现明显病灶。经输液抗炎等治疗，发热仍未消退，出院，求治于中医：形体消瘦，脘腹膨大，体温39.3℃，发热上午稍减退，午后加重，最高体温可升至40℃以上，烦躁，口渴，时时饮水，小便次数频且量多，舌红苔少，脉疾数，指纹青紫现于风、气关之间。中医诊为小儿夏季热。属阳明虚热，气阴两虚。投生脉饮合白虎汤加减：白人参10 g，麦冬10 g，五味子7 g，知母10 g，生石膏20 g，玄参10 g，芦根10 g，鸡内金7 g，麦芽12 g，甘草3 g。3剂。

二诊　患儿其母代诉。服药1剂后，发热减退，口渴饮水减少，服完2剂后继续好转，3剂服完，高热及余症大减。今晨起服米粥小半碗，西瓜2小块。查体温37.8℃，药对其症，守方续进3剂。

三诊　高热全退，诸症全消，查体温：37.3℃，但食欲不佳。于上方去知母、生石膏、玄参、五味子，加藿香7 g，佩兰7 g，砂仁3 g，陈皮7 g。再服3剂。

四诊　饮食增加，精神恢复，方中去人参、麦冬、芦根，加黄芪10 g，党参10 g，石斛10 g，山药10 g。又服5剂。以益气健脾消食调之，一切恢复正常。

按　患儿原患有消化营养不良之症，故形体消瘦，脘腹膨胀。食积伤胃，胃热炽盛。复感暑热之邪，伤津夺液，形成气阴两虚，实热为其果，虚热为其因，治宜清热泻火以消实热，救阴存津以清虚热，方中人参、麦冬、五味子、玄参等养阴存津；知母、生石膏、芦根等清热泻火；鸡内金、麦芽等消谷除积以护其胃，故投之立效。

二、小儿夏季热 2

张某，男，3岁。因发热 13 日，于 1978 年 8 月 3 日就诊。患儿素禀脾胃虚弱，食欲不佳，好食酸辣焦香之品，大便稀溏，完谷不化。于 13 日前发热，经大队（村）合作医疗站吊水服药治疗不效，又转入区中心医院经退热、抗炎治疗仍高热不退，遂来求诊于余：形体消瘦，脘腹满胀，嗜睡倦怠，发热，体温 39.6 ℃，午后更甚。气温高则热亦甚，气温低则热稍减，口渴饮水，小便清长，大便已 3 日未行。指纹青紫从风关直入气关，脉浮数。诊为小儿夏季热，暑伤肺胃。治宜清暑益气。予王氏清暑益气汤加减：西洋参 10 g，石斛 10 g，麦冬 10 g，黄连 5 g，淡竹叶 7 g，桔梗 7 g，知母 7 g，西瓜翠衣 15 g，甘草 3 g。服 3 剂。

二诊 除精神稍好转，高热仍未减退，并告服药后大便泻泄 2 次。实属药对其症，为何不效？自忖：患儿嗜睡倦怠，容易泻泄，小便清长，皆为脾肺气虚之症，应以升提脾肺气机为治，更方为补中益气汤加减：黄芪 12 g，党参 10 g，白术 8 g，陈皮 6 g，升麻 7 g，柴胡 7 g，茯苓 10 g，鸡内金 7 g，神曲 7 g，麦芽 10 g，大枣 3 枚，甘草 3 g。服 3 剂。

三诊 服完 1 剂后，热势稍减，2 剂发热大减，并能稍进稀粥，3 剂服完后，除下午稍低热外，能下地行走玩耍。药对其症，守前方再服 4 剂。

四诊 患儿高热已退，饮食大增，精神亦恢复正常，已告痊愈。于上方加山药 10 g，再服 5 剂以巩固疗效。

按 西医对小儿夏季热的病因尚不明确。一般认为可能由于气候炎热时，体温调节功能暂时失调，不能通过各种途径维持产热和散热的动态平衡所致。中医认为患儿禀赋不足，脾胃虚弱，消化营养不良，复感暑热之邪，伤气损津所致。本例患儿，因素禀脾胃虚弱，不能消谷，谷气下陷，脾肺之气不升，复感暑邪更伤其气，气机所阻故而发热。先以王氏清暑益气汤甘寒养阴清热之品而不效，后改以补中益气汤甘温益气之品而立效。可见医者不能拘泥一格，凡本病均以暑邪损伤阴液所致为治。从身倦，易泄泻，不甚烦躁等细小之处分析病机，改变辨证思维非常重要。从本案之治愈，亦可足见古人"甘温除大热"之论并非虚言。

三、童子痨(小儿支气管淋巴结结核)

张某，男，6岁。因阵发性咳嗽1个月余，于1994年11月8日以"支气管淋巴结核"收入我院传染病室治疗。经使用青链霉素等抗炎、抗结核治疗9日后症状稍有好转。因对"雷米丰"等抗结核药过敏，建议出院求诊于中医。刻诊：形体消瘦，体倦神疲，食欲不振，阵发咳嗽，咯少量白色稠痰，口干漱饮，午夜后少量盗汗。小便短少，大便稍干。舌红苔少，有少许津液分布。脉沉细数。诊为脾肺气阴两虚，治以益气养阴：黄芪12 g，太子参10 g，山药10 g，白术8 g，玉竹10 g，南沙参10 g，麦冬10 g，天冬10 g，百部10 g，浙贝母8 g，知母10 g，地骨皮8 g，夏枯草10 g，猫爪草10 g，麦芽10 g，甘草3 g。10剂。

二诊　精神好转，食欲稍增，咳嗽缓解，守前方加百合10 g，百部8 g，再进10剂。

三诊　精神继续好转，饮食增加，咳嗽明显减轻，夜间盗汗已止。X线肺部摄片报告：肺门部阴影缩小，边缘转清晰，其中肿大的淋巴结明显变小。守上方随症稍作加减续服50余剂，诸症消失。X线摄片报告除肺纹理稍增粗外，余均正常。

按　小儿支气管淋巴结结核是肺原发性结核的一部分。本例患儿形体消瘦，体倦神疲，食欲不振为脾虚之征；阵咳痰少，午夜盗汗为肺阴亏虚之象。方中黄芪、太子参、山药、白术补脾益气；玉竹、沙参、二冬、二母、地骨皮、百部等滋肺养阴，止咳除痰；夏枯草、猫爪草等清热散结。诸药合用，具有补脾益肺，清热散结之功。亦合乎古人"虚则补其母"之旨。脾运得健，饮食增进，气血得以生化，有益肺阴的培补。亦"补土生金"之法。

四、瘰疬（小儿颈淋巴结结核）

黄某某，男，5 岁 3 个月。因左侧颈部发现多个小肿物 1 年，进行性肿大 3 个月，于 1974 年 5 月 13 日就诊。患儿其母代诉：自去年约 2 月份开始发现左侧颈前可扪及 2 个玉米大小肿物，不痛不痒，未予介意。近 3 个月来身体逐渐消瘦，烦躁好动，颈部肿物逐渐增多增大，遂来求诊于余：形体消瘦，烦躁好动，好食异味，夜间盗汗，掀被，小便黄少，大便干结，左侧颈前、后三角区可扪及 3～5 个大小不同的圆形肿瘤，大的如蚕豆，小的如玉米，呈串珠状，质硬，能滑动。体温37.7 ℃，舌红苔少，脉浮滑数。西医诊断：颈淋巴结结核。中医诊断：颈部瘰疬。为阴虚肺热，痰热互结：太子参 10 g，玄参 10 g，沙参 10 g，麦冬 10 g，知母 7 g，地骨皮 7 g，金银花 7 g，连翘 6 g，蒲公英 10 g，夏枯草 7 g，浙贝母 6 g，黄芩 7 g，猫爪草 10 g，生牡蛎 10 g，甘草 3 g。7 剂。

二诊　盗汗、躁动减退，体温37.3 ℃。守前方继进 10 剂。

三诊　盗汗已止，食欲好转，颈部肿核稍缩小。体温正常。守前方加玉竹 10 g，加强滋补肺阴之功。加麦芽 10 g，大枣 3 枚以守护胃气。以防大量滋润之品碍胃。再进 10 剂诸症减退，肿核逐渐缩小，以后诸诊中仍守前方服 50 余剂，恢复正常。

按　本病是小儿常见的一种结核病。本案的病症比较严重。

以肺阴虚衰为本,由此产生的病理产物热痰为标。治以养肺滋阴治本,清热化痰治标,标本同治。方中太子参、沙参、玄参、麦冬、知母、地骨皮、黄芩等滋阴清热;金银花、连翘、蒲公英、夏枯草、猫爪草、浙贝母、牡蛎等化痰软坚。肺阴得养而虚热清,痰热清而肿块消。

五、疳积(小儿营养不良)

林某某,男,4岁3个月。因厌食逐渐消瘦1年余,伴烦躁、夜寐不安4个月余,于2002年8月10日就诊。其母代诉:患儿于去年5月患"小儿腹泻"住某医院儿科治愈后,一直食欲不佳,逐渐消瘦。近4个月来,烦躁,入夜啼哭,睡卧不安。其间服过一些中西药物,效果不显,前来诊治:面黄肌瘦,头发稀枯,皮肤干燥,腹部膨大,四肢消瘦,厌食,食则喜酸咸辛辣之品。心烦躁动,甚则咬人。入夜啼哭不已,不易入睡,睡则易惊醒。口干,喜饮冷。小便黄短,大便秘结。舌边尖红,中心苔黄腻。脉细数。西医诊断:小儿营养不良Ⅲ°。

中医诊断:小儿疳积。属胃肠积热,热扰神明。治宜先予消食除积,泻热清心。自拟方:胡黄连3g,知母7g,生石膏10g,玄参10g,麦冬10g,炒栀子7g,连翘7g,芦荟5g,鸡内金7g,甘草3g。5剂。

二诊 口渴、心烦躁动减轻,大便稍变软,舌苔转为黄薄。于前方加莲心3g,继服5剂。

三诊 烦躁大减,已不咬人,口味已知正味,先时服药不知味苦,近2日已觉苦味且拒服,食欲有所增强。病症大减,药不更方,嘱其母于药中多放白糖,续服5剂。

四诊 诸症悉减,夜寐已安,积热已消,当健脾养胃,消食去积,五味异功散加减:党参10g,茯苓10g,白术7g,陈皮

7 g，鸡内金 7 g，麦芽 10 g，谷芽 10 g，山楂 7 g，石斛 10 g，麦冬 10 g，山药 10 g，大枣 3 枚，甘草 3 g。嘱服 10 剂。服药后食纳大增，面色渐转红润，守本方稍作随症加减，服 30 余剂后，诸症消失，体重增加。病告痊愈。

按 本病主要由于摄入不足，消化吸收不良引起。本例患儿因患"小儿腹泻"后损伤脾胃，纳食不消，郁而化热。积火蕴于肠胃故出现口干饮冷，溲黄便秘；热扰神明，则夜卧不安，心烦躁动，甚则咬人；脾失运化，肌肤失养，肌肉消瘦，头发干枯，皮肤干燥。先清其肠胃积热以治标，后补脾益气治其本，方中知母、石膏、连翘、芦荟清肠胃积热；胡黄连、玄参、麦冬、栀子、莲心等清心除烦；鸡内金、甘草消食护胃，避免苦寒伤胃之虞。待积热清除，继以五味异功散加减调理肠胃，使水谷精微输布全身，肌肤得养，气血调和则病自愈矣。

六、小儿泄泻（婴儿腹泻）

匡某，女，1 岁 3 个月。因腹泻伴呕吐 2 日，于 1985 年 8 月 12 日住入某医院儿科。经检查为婴儿细菌性腹泻。经消炎、抗菌及输液维持水液平衡等治疗仍腹泻不止，于 15 日邀余会诊。患儿面色萎黄，精神萎靡，腹泻日 10～15 次之多，为黄绿色稀便。乳后呕吐，口渴饮水，小便短少。指纹呈浅红色隐于风关之内，舌红苔少。大便化验有少量白细胞及脂肪滴。中医诊为小儿腹泻，属脾虚肠热，予七味白术散合葛根芩连汤加减：明党参 10 g，白术 6 g，茯苓 10 g，法半夏 7 g，陈皮 6 g，葛根 10 g，黄芩 6 g，黄连 5 g，焦山楂 6 g，炒麦芽 10 g，鸡内金 5 g，甘草 3 g。2 剂。服药后，呕乳已止，腹泻减少至日 1～3 次，大便稍变软，再服 2 剂后痊愈出院。

按 婴儿腹泻多指 2 岁以下婴幼儿发生的腹泻。可由饮食不当和肠道内或肠道外感染细菌或病毒引起。肠内感染多由致病性大肠杆菌为多见。本例婴儿西医认为感染大肠杆菌所引起，虽然用抗菌药治疗，而腹泻未减轻。中医认为该患儿脾胃稚嫩，运化功能失常所致。所以诊为脾虚肠热。方中以党参、白术、茯苓、甘草健脾益气；法半夏、陈皮降逆止呕；葛根、黄芩、黄连清热降火；鸡内金、麦芽、焦山楂健胃消食止泻。具有健脾胃，清肠热之功效，投之立效。该院儿科应用此方治愈许多例此类病症。

七、肺萎（小儿肺不张）

张某，男，6岁。因咳嗽2个月余，加重半个月，于1978年4月22日就诊。其母代诉：患儿于今年2月因感冒发热，咳嗽，经西医药治疗发热已退，但仍咳嗽。食欲渐渐减退且形体日渐消瘦，其间间歇性服用过一些中西药物（药物不详），仍咳嗽。近半个月来咳嗽日渐加重，且剧咳后气喘，嘴唇发乌。遂去县人民医院检诊，经检查确诊为"肺不张"，收住院治疗1周效果不佳，建议转省级医院治疗，因家庭经济困难遭拒。遂出院求诊于余：面色萎黄，精神不振，阵发性咳嗽，无痰。咳甚嘴唇发绀，气促。纳食减少，小便短少，大便3日1次，稍硬。舌红，光苔，津液少。脉浮数。中医诊断为肺萎，属肺脾气阴两虚。治宜补脾益肺养阴。予补中益气汤合沙参麦冬汤加减：黄芪10 g，党参8 g，白术7 g，升麻6 g，柴胡6 g，玉竹10 g，沙参10 g，麦冬10 g，天冬10 g，百合10 g，桔梗7 g，五味子3 g，麦芽10 g，炙甘草3 g。服3剂。

二诊　食欲好转，咳嗽稍减轻。守前方再服5剂。

三诊　精神好转，食欲增进，咳嗽明显减轻，并能咯出少量白稠痰，可见肺气来复，于前方加川贝母5 g，再服5剂。

四诊　诸症大有好转，用此方对症加减服20余剂后，诸症消失，X线肺部正侧位片显示右上肺阴影消失，病告痊愈。

按 西医认为肺不张是一种病理表现。小儿支气管柔软，呼吸道感染的机会多，各种感染使支气管受到管内阻塞或管外压迫，引起肺不张。属中医"肺萎"范畴。本例小儿因患支气管肺炎，咳嗽日久而引起脾肺气虚，肺阴灼伤所致。故治宜补益脾肺，滋养肺阴。方中黄芪、党参、白术、升麻、柴胡、桔梗等升提脾肺之气；玉竹、沙参、百合、二冬等滋补肺阴；加五味子收敛肺气。诸药合用，脾肺之气得以升提；肺部之阴得以滋养；久咳放散之肺气得以收敛。肺焉有不张之理。

八、呕吐（小儿周期性呕吐）

周某某，女，8岁。因周期性反复呕吐4个月余，于2008年6月28日就诊。患儿平时好食生冷之品，于今年2月3日食生红薯后，突发呕吐，经输液服药已止。但过1星期后又发生呕吐，经治疗2～3日即停止。过1星期后又复发，此次发病较前严重，收我院住院治疗，经输液、静脉滴注庆大霉素、青霉素、肌内注射阿托品、甲氧氯普胺、氯丙嗪等综合治疗3日后呕吐依然不止，遂邀余会诊。复习病历：体温36.8℃，脉搏92次/min，呼吸28次/min，血压100/75 mmHg，心肺未发现明显异常。腹平软，剑突下有轻微压痛，肝在右肋下1 cm，质软无压痛，脾未触及，肠鸣音亢进，血、大小便常规及肝功能检查、胸腹透视均未发现异常。诊断为周期性呕吐。现症：神志清醒，面黄肌瘦，倦怠，四肢末端不温。呕吐每日15～20次，呕吐物为胃内容物，有时混有胆汁。伴有胃脘部阵发性隐痛。小便少，大便未行。舌淡红，苔薄白，脉沉细弱。中医诊断：呕吐，属脾阳虚损，胃失和降。治宜健脾壮阳，温胃降逆。予附子理中汤加减：潞党参10 g，白术8 g，附子（先下）7 g，干姜5 g，藿香10 g，砂仁 6 g，白豆蔻 8 g，桂枝 7 g，白芍 10 g，炙甘草 5 g，大枣 3 枚。3 剂。

二诊　服 1 剂，胃脘部隐痛减轻，呕吐次数减少。2 剂后呕吐次数明显减少，且已转为干呕，待 3 剂服完，精神好转，呕吐基本已止，且能喝稀饭半碗。于前方去附子，加茯苓 10 g，炒麦芽 12 g，鸡内金 7 g，继服 3 剂。

三诊　精神恢复正常，呕吐已止，饮食增加，许可出院。改拟香砂六君子汤加减：潞党参 10 g，白术 10 g，茯苓 10 g，法半夏 8 g，陈皮 8 g，藿香 10 g，砂仁 7 g，黄芪 10 g，鸡内金 7 g，麦芽 15 g，山楂 7 g，炙甘草 5 g。7 剂。服后饮食增加，体重增加，又守前方服 10 剂痊愈。一直未复发。

按　本病多发生于 10 岁左右（青春前期），较敏感的儿童，西医对本病的发病原因尚不明确。中医认为学龄前后儿童，正处在生长发育的旺盛阶段，对营养物质的需求量较多。而小儿脏腑稚嫩，行气未充，加之饮食不节，更易损伤脾胃。本例患儿平常好食生冷及不易消化之品损伤脾阳，造成脾胃功能紊乱，致清阳不生，浊阴不降，胃中停留的痰浊水饮上逆而发生呕吐。方中党参、白术、大枣、附子、干姜补脾壮阳；桂枝、白芍、炙甘草温胃建中；藿香、砂仁、白豆蔻化浊降逆。诸药合用，共奏健脾壮阳，温胃降逆之功。清升浊降，呕吐自止。然后继以益气健脾，消积化食之品调之，饮食增进，气血充实，体壮身健，故一直未复发。

九、小儿遗尿病

陈某，男，6 岁。因尿床 1 年余，加重 3 个月，于 1976 年 11 月 12 日就诊。其母代诉：患儿 4 岁出现夜间遗尿，或 3～5 日一次，未予介意。近 3 个月来尿量、次数均增多，每夜 1 次。曾服中药补中益气汤、桑螵蛸散等药治疗不效。遂来我院检诊。经各种检查排除尿崩症、糖尿病、癫痫、泌尿系炎症、包皮过长、蛲虫病等。西医认为无药治疗，转求中医：精神情志发育均正常，于午夜入睡后尿床，每夜1次，尿量较多，口渴、不欲饮，睡眠饮食大便均正常。舌淡红，苔白薄，脉浮有力。中医诊为遗尿，属肾气虚衰，关门不固，用六味地黄丸加味：熟地黄12g，山茱萸10g，牡丹皮8g，茯苓10g，泽泻10g，山药10g，煅龙骨12g，煅牡蛎12g，鹿角霜10g，金樱子10g，枸杞子10g，覆盆子10g。7剂。

二诊　服药后仍遗尿，无好转。再仔细观察脉症，并非虚证，因前医投以补益之药不效，乃重蹈覆辙，故无效。明显症状仅夜间遗尿，口渴不欲饮而已，莫非为水饮不能气化全身，直接从膀胱而出，而夜间遗尿乃水饮流逝日久伤阴也。改拟五苓散加减：白术10g，茯苓10g，泽泻10g，猪苓10g，肉桂7g，生地黄10g，阿胶10g。7剂。

三诊　服上药3剂时，夜尿量明显减少，服完5剂，夜尿已止，昨夜遗1次，量极少。药已对症。无需更方，继守前方10剂。

四诊　遗尿完全已止，病告痊愈。

按　西医认为，年满3岁以上小儿，经常在睡眠中不自觉排尿者称遗尿症。少数因脊髓或膀胱等器质性疾病引起，多数为神经官能性紊乱。中医认为多由脾肺气虚或肾虚，肾关不固等原因引起。本例患儿因长时间夜间遗尿，且症状逐渐加重，经现代医学检查，非器质性疾病所引起。中医以补脾益气、补心益肾、固涩止遗等正治法治之均不效。为疑难顽固之病症。通过细心参照脉症，抓住遗尿、口渴不欲饮主症，辨证为膀胱气化失常，小饮直泄体外不能散布周身所致，且日久伤阴，故以夜间为甚。方中以五苓散化气行水，使水液散布周身免从膀胱排去，以生地黄、阿胶滋阴养血。通补兼施，亦暗寓通因通用之意。

十、呕乳（婴儿幽门痉挛）

张某某，女，4个月。因呃逆、呕乳3个月余，加重半个月，于1988年2月16日就诊。其母代诉：足月平产婴儿，出生5日后出现呕乳，每日6~8次不等，呕前打嗝，认为食饱而呕，未予介意。近半个月，病情加重，且夜卧不安，前来求诊于余。初诊症见：形体瘦小，反应灵敏，每于食后出现打嗝，继而呕吐乳汁，每日10余次，夜间吵闹。小便不多，大便溏稀量少，舌淡红，苔白薄，指纹细，红隐现于风关。西医诊断为幽门痉挛。中医诊为呃逆。属寒凝膈胃，治以温胃散寒，降逆和胃。予丁香柿蒂散加减：母丁香5g，柿蒂5g，法半夏6g，茯苓6g，藿香5g，紫苏梗5g，砂仁3g，生姜1片，大枣2枚，炙甘草3g。3剂。

二诊　服药后打嗝已止，呕乳仍每日3~5次，量减少，睡眠亦好转。于前方加明党参7g，继服3剂。

三诊　症状消除，再服3剂，巩固疗效。再予葡萄糖钙片、维生素AD调养3个月后，夜啼已止，体重增加，病告痊愈。

按　婴儿出生时，正值天气变冷。感受风寒之邪，伤于胃膈。寒则收引痉挛，胃膈收缩痉挛。故上逆呕吐。本方为丁香柿蒂饮合小半夏汤加减化裁而成。具有温中散寒，降逆止呕之功。

第八节　妇科疾病

一、崩漏1(子宫内膜增生症)

陶某，女，43岁。因阴道不规则流血6个月，加重1月，于1992年9月20日就诊。患者生育3胎，流产2次。于今年4月月经提前，色黑，有瘀块，前2日量较多，后连绵不断10余日。经西医抗炎、止血、刮宫、人工周期等法治疗，效果不佳，近1个月来病情加重，转省级医院检查。确诊为子宫内膜鳞状上皮细胞增生，疑为癌变前期。因恐惧手术而来求治中医。患者经血淋漓不尽；小便隐痛，头晕目眩，身倦乏力，失眠，健忘。舌质淡红，苔薄白，脉细无力。中医诊断为崩漏。属脾虚气弱，心血失养。治宜益气补血，健脾养心。投归脾汤加减：黄芪30 g，红参12 g，白术10 g，当归10 g，茯苓15 g，酸枣仁15 g，炙远志7 g，炒地榆15 g，蒲黄炭10 g，炒侧柏10 g，阿胶10 g，木香5 g，炮姜5 g，炙甘草5 g。服5剂。

二诊　阴道出血明显减少，精神、睡眠有所改善，守前方继服10剂。

三诊　阴道流血、小腹疼痛已止，稍感头晕，食欲欠佳，于上方去地榆、蒲黄，加白芍15 g，川芎10 g，砂仁7 g，以此方服20余剂，临床症状全部消失，随访2年未复发。

按　通过脉症，审证求因，为脾虚气馁，无力统摄心脉所致。加之抗炎、刮宫等犯虚虚之戒，致气血两虚。投归脾汤补脾益气，以黄芪、人参、白术、茯苓等补其气以统摄血液；当归、白芍、阿胶等养血以资其源；炒地榆、蒲黄炭、炒侧柏、炮姜等止血、温经。诸药合用，切中病机，疗效甚佳。以此法曾治愈多例本证患者，均获特效。

二、崩漏 2（卵巢囊肿）

王某某，女，35 岁。因月经提前量多，伴经前小腹胀痛 1 年余，于 1992 年 10 月 12 日来诊。患者于前年工作下岗，心中郁郁不乐，渐觉月经提前而至血量较多，行经前小腹胀痛。在某医院检查为"卵巢囊肿"。经抗炎、止血治疗稍好转，但停药 2 个月后，病情依旧，且经期延长。曾服中药清热凉血、止血固摄之品未见好转，前来我处诊治。现症：月经提前 1 星期而至，前 2 日量多，尔后淋漓不尽，直至 8～9 日干净。行经前小腹胸胁胀痛，行经后痛止。面色萎黄，神疲乏力，饮食及大小便尚正常。舌质淡红，苔薄白，脉弦小，按之无力。中医诊断：崩漏，属肝郁气滞，脾虚气弱。予四君子汤加减：红参 10 g，白术 10 g，茯苓 15 g，柴胡 10 g，白芍 15 g，香附 10 g，郁金 10 g，广木香 7 g，枳壳 10 g，蒲炒阿胶珠 10 g，黄芪 20 g，升麻 10 g，炙甘草 5 g。服 10 剂。

二诊　服药后，神疲乏力好转。守方继服 10 剂。

三诊　本次月经提前 4 日，小腹及胸胁胀痛明显减轻，血量减少，1 星期后干净。药对其症，无需更方，再服 10 剂。诸症减轻。以后诸诊中以本方稍作调整，共服药 70 余剂，诸症消失，B 超复查囊肿全部消失。

按　患者长期抑郁忧思，损伤肝脾，至肝气郁结，脾虚气弱，影响肝藏血、脾统血的功能，故经血离经妄行而成本病。以人参、白术、茯苓补脾益气，加黄芪、升麻升提脾气；以柴胡、白芍、香附、枳壳、郁金、木香疏肝理气；加蒲炒阿胶珠补血止血。脾气充实提升以复统血摄血之权，肝气舒畅以强藏血敛血之能，本病为肝失疏泄，脾失统摄所致。故本方切中病机，囊肿消退而血自止矣。

三、石瘕（子宫肌瘤）

仇某某，女，46岁。因月经量多，经期延长1年余，于1996年10月26日就诊。患者自诉：从去年2月开始月经提前而至，量多。经期从以前的3～5日延长至7～8日。在当地医院经中西药治疗效果不显，到县医院检查确诊为"子宫肌瘤"。建议手术切除，因惧怕手术，遂来我处治疗。现症：月经提前1星期，量多，前2天色暗红，有少量血块，后转鲜红，经期7～8日，经后有少量黄白带。面色萎黄，头晕乏力，饮食大小便正常。舌淡红，苔少有津，脉浮无力。中医诊断为崩漏，属气虚血滞。予自拟消瘤汤治疗：黄芪30 g，当归10 g，丹参15 g，三七（研末）7 g，莪术10 g，穿山甲10 g，蒲公英20 g，紫花地丁15 g，重楼10 g，夏枯草10 g，益母草15 g，焦山楂10 g，甘草5 g。正值经期，嘱服10剂。

二诊　服3剂后月经干净，比上次缩短2日。仍守前方服12剂。

三诊　精神好转，白带量减少，于前方加红参10 g，再服15剂，以观察下次月经来潮情况。

四诊　此次月经来潮推迟2日，暗色及血块减少，血量亦有减少，前后经期7日。病有好转，其后诸诊，守方又服60余剂，月经按期，血量减少，经期5～7日。B超检查：肌瘤明显缩小，尚未完全消失。以后病稍反复，每年用此方服30余剂，直至3年后停经。

按　子宫肌瘤是严重危害妇女健康的多发病。中医称之为"石瘕"。《内经》指出"生于胞中，寒气客于子门，子门闭塞，气不得通。恶血当泻不泻……因以益大，大如杯子，月事不以时下，皆生于女子，可导而下。"对本病的病因、病理、治疗都做详细的描述。本例患者长期从事农业劳动，风寒热邪克于胞宫经脉，气滞血瘀，瘀血凝聚而成癥瘕，肿物阻塞，经血溢于脉外而成血崩，久而损气伤血，久而化热，故行经提前，量多延期，形成虚实相杂之证，故治宜攻补兼施，佐以清热。以大剂量黄芪、人参、当归益气补血；以丹参、三七、莪术等活血化瘀，以蒲公英、紫花地丁、重楼、夏枯草、穿山甲清热散结；以益母草、焦山楂等祛瘀生新。根据现代药理研究，上两药合用有收缩子宫止血之功效。补而不留邪，破而不伤正，消补为用，达到癥消血止之目的。

四、带下病（宫颈糜烂）

吉某某，女，33 岁。因白带量多，下阴湿痒 1 年余，于 1985 年 8 月 5 日就诊。患者生 1 胎，刮宫 3 次，上环 3 年。自上环后，白带增多，经抗炎治疗后有好转，但时多时少，于去年 1 月起白带增多，经当地医院中西药治疗效果不显。转县人民医院确诊为"子宫颈糜烂Ⅲ"，经抗炎、宫颈上药等治疗，稍好转，停药 1 个月后，病又如故，遂来我院求诊于中医：月经按期，色暗红间有白带，经后白带多，脓稠色黄，有异味，阴部外周潮湿微痒，无皮疹，口苦口干，小便黄短，大便稍秘结，饮食正常，舌红苔黄腻，脉濡数。中医诊断：带下，证属湿热下注。治宜燥湿清热，予二妙散加味：苍术 10 g，黄柏 12 g，黄芩 10 g，炒栀子 15 g，龙胆 7 g，天花粉 10 g，知母 15 g，薏苡仁 15 g，茯苓 15 g，白鲜皮 10 g，蒲公英 15 g，白鸡冠花 15 g，麦芽 15 g，甘草 5 g。10 剂。嘱忌房事及食辛辣之品，外用苦参 30 g，蛇床子 30 g，滑石 30 g，萹蓄 30 g，煎水坐熏洗下阴部，每日 1 次。

二诊　口苦口干及下部湿痒明显好转，黄带减轻，量仍多，守原方续进10剂。

三诊　下阴潮湿瘙痒消退，白带变稀，量稍减少，舌苔黄腻苔减少，已示湿热已清除。为祛湿务尽，继守前方再进10剂，停止外洗法。

四诊　白带明显减少，但未曾消退，余症悉除。湿热已去，余带不尽者，乃为病久气虚不能固涩所致。更方以补中益气汤加减：黄芪20 g，西党参15 g，白术10 g，升麻10 g，柴胡10 g，山药12 g，茯苓15 g，鹿角霜10 g，扁豆10 g，煅龙骨15 g，煅牡蛎15 g，炙甘草5 g。10剂。服后白带日渐减少，守上方服30余剂，复进补药1剂：黄芪30 g，白人参30 g，白木耳30 g，白鸡冠花30 g，阿胶30 g，龟胶30 g煮白鸭1只食用。症状全部消退，经妇科及B超检查宫颈糜烂基本痊愈。

按　子宫糜烂为妇科常见病，多发病。一般通过西医抗菌消炎，宫颈上药等方法能治愈。本例患者通过上述方法治疗效果不明显，可见其病情较严重。根据其脉症，为湿热下注所致，由于病程较长，形成虚实相杂，湿热下注肝肾为实，病久耗气损于脾肺为虚。急则先治其标：方中苍术、黄柏、黄芩、炒栀子、龙胆、天花粉等苦寒燥湿，少腹及阴器属肝经分布之处，故用胆草泻肝并引药归经；茯苓、薏苡仁甘淡渗湿，使湿去而热孤；白鲜皮、蒲公英、白鸡冠花清热解毒，止痒，尤以白鲜皮最为燥湿止痒。《本经》云："治女子阴中肿痛，湿痹死肌。"用麦芽以免苦寒伤胃。服药后虽湿热已去，黄带、潮湿瘙痒已止，唯白带尚未完全停止，乃脾肺气虚不能固涩所致。后以补中益气汤加固涩之品，补脾益肺，托里排脓，收敛生肌，故使糜烂之处得以愈合而病自愈矣。

五、闭经 1（原发性闭经）

丁某某，女，20 岁。因月经超龄未至，于 2005 年 1 月 14 日就诊。患者为在校大学生，小时喜游泳，在校时经常洗冷水澡，龄届二十，一直未来月经。经省级医院体检一切正常。自觉四肢厥冷，腰及小腹部冷感，惧怕过冬天，比同龄人多穿衣服，且皮肤略显干燥，热天汗少，不能穿短衣、短裤，喜热饮。二便正常。舌淡红，苔白薄，脉沉缓，两尺沉细，重按才及。诊为原发性闭经，中医诊断为少女经闭，属寒凝胞宫，经水凝滞，治宜温经散寒，暖宫行血，拟方：当归 10 g，白芍 15 g，川芎 10 g，桂枝 10 g，吴茱萸 10 g，小茴香 10 g，细辛 5 g，麻黄 10 g，附子 10 g，干姜 7 g，丹参 15 g，炙甘草 5 g。服 10 剂。

二诊　腰部、小腹及四肢厥冷减轻。守前方继服 10 剂。

三诊　小腹冷感明显减轻，夜睡被窝内或活动后全身有微汗渗出，皮肤稍转湿润。此寒冰溶解，温阳气化之兆，为助其气化，于上方加黄芪 30 g，再服 10 剂。

四诊　患者喜告，服至 7 剂时，月经来潮，但量少，色暗，现尚未干净。考虑沉寒已解，经络已通，当资生其气血，于前方去麻黄、吴茱萸，加西党参 15 g，熟地黄 15 g，再服 7 剂。因开学在即，改拟十全大补汤加附子、干姜、丹参、益母草为丸。带至学校服用。3 个月后，来电告知，除第二、第三次月经推迟几日外，本次月经已趋正常。除四肢稍感微冷外其余均已正常。嘱在药店购买十全大补丸服 2 个月。放暑假回家告知已完全正常。

按　本例患者因经常接触冷水，致使寒湿之邪克于胞宫，其经脉寒凝冰封而月水不潮，俗称"宫寒"。方中以桂枝、吴茱萸、小茴、细辛、麻黄、附子、干姜温经散寒，暖肝暖宫；当归、白芍、川芎、丹参等活血调经。阴寒散去，阳光普照，雪消冰融，江河流畅，大自然如此，人体何尝不是？故经脉流通，月水自行矣。

六、闭经 2(继发性闭经)

熊某某，女，35 岁。因闭经伴阴道干躁 7 个月，于 2005 年 11 月 9 日就诊。患者自诉：自前年 12 月感冒后咳嗽咽痛，在当地医院吊水服药治疗后好转，但仍咳嗽，尤以夜间为甚，渐渐消瘦，乏力。于去年 2 月发现几次痰中带血，到县人民医院检查确诊为"肺结核"。住院治疗好转出院后服抗结核药 1 年后经检查，肺部病灶消退，遂停药，在服药期间出现经期推迟，血量减少，至今年 3 月，月经完全停止。经服中西药治疗无效，前来我院寻求中医治疗。现症：月经 7 个月未潮，阴道干躁，行房事感疼痛，神疲乏力，消瘦，皮肤皱揭，五心烦热，睡眠不安，口干不欲饮。小便短少，大便秘结。舌红苔少，脉细数。中医诊为闭经。属肝肾阴虚，津血亏损。予玄参麦地黄汤加减：熟地黄 15 g，生地黄 15 g，牡丹皮 10 g，山茱萸 10 g，茯苓 15 g，山药 12 g，泽泻 12 g，玄参 15 g，麦冬 15 g，知母 15 g，阿胶 10 g，龟甲 10 g，紫河车（焙干研末）10 g，甘草 3 g。嘱服 10 剂。

二诊　精神好转，五心烦热、口干、便秘均减轻，守方续服 15 剂。

三诊　体重增加，睡眠时间增长，阴道干躁好转，余症均明显减轻，于上方将龟甲改为龟甲胶，再服 15 剂。

四诊　患者喜告，阴道转湿润，皮肤干躁减轻，服药期间行房 1 次，疼痛感消退，并感小腹胸胁胀痛，此月经欲来之前兆，于上方加当归 10 g，白芍 15 g，丹参 15 g，继服 15 剂。

五诊　月经来潮，量比较少。4 日干净，以后诸诊均以此方稍作加减续服 40 余剂，月经正常。为巩固疗效以此方加白人参改为丸剂服 2 个月后，一切回归正常。

按 患者患"肺痨"（肺结核）病，耗精夺血，致阴液干涸而月经停闭。出现一系列津枯血竭之症，须滋阴补血为治。以玄麦地黄丸滋补肝肾之阴，以阿胶、龟甲、紫河车等滋补其精血，倘若只滋其阴而不用血肉有情之品以养其血，精血亦难以滋生，只有滋阴、养血并举，才能相得益彰。其中紫河车有补肾益精、养血益气之功。现代研究本品含有性腺激素、多种氨基酸、胎盘球蛋白、干扰素、多种酶及维生素等成分，能增强机体免疫力，促进生长和发育。《本草拾遗》云： "治气血羸瘦，妇人劳损……"虽性温偏于补阳，但配伍在大量补阴药中尤显重要。古人云：善补阴者须阳中求阴，此其义也。

七、痛经 1

曾某某，女，16 岁。因行经前小腹疼痛 2 年余，加重 3 个月，于 1975 年 11 月 3 日就诊。患者就学宿舍潮湿，经常冷水洗浴，13 岁月经初潮，行经前小腹胀痛，来后减轻，量少，色暗黑。尔后或提前或推后，约半年后开始每月 1 次，每次行经均觉小腹疼痛，常用热敷或服去痛片缓解疼痛。近 3 个月来，经前疼痛更甚，服去痛片无效，遂来寻求中医诊治。现症：上次行经前小腹部剧烈疼痛，放射至腰骶部，且伴全身关节疼痛及头晕，恶心欲呕。四肢厥冷，月经量少，色暗有少许血块，月经来后疼痛即止。饮食、二便正常。舌淡红，苔白薄，脉弦缓。中医诊为痛经，属风寒湿痰阻络。治宜祛风散寒祛湿，温经通络止痛。方用五积散加减：当归 10 g，白芍 15 g，川芎 10 g，茯苓 15 g，苍术 10 g，法半夏 10 g，麻黄 8 g，桂枝 10 g，白芷 10 g，干姜 5 g，艾叶 10 g，延胡索 15 g，吴茱萸 10 g，甘草 5 g。服 10 剂。嘱待下次月经后再来复诊。

二诊 本次经前疼痛减轻，量稍多，色亦转红，药对其症，效不更方，守前方继服10剂。

三诊 疼痛大减，量、色均改善，嘱以后月经来潮前7天，服本方7剂。连服3个月后，疼痛已止，量、色正常而停药。以后未复发。

按 患者长期居住潮湿阴寒之处，并经常沐浴冷水，加之素体阳虚气弱，寒湿之邪入侵损伤阳气，不能气化而成为痰饮、瘀血等阻滞下焦经脉，不通则痛，故经前剧烈疼痛，治宜散寒除湿，温经通络。方中以麻黄、桂枝、苍术、白芷等祛风、散寒、化湿；以茯苓、法半夏温化痰饮；以吴茱萸、干姜、艾叶温经暖宫；当归、白芍、川芎、延胡索等活血调经，甘草调和诸药。《医方集解》云："妇人调经加醋艾。"所以遵古人之经验，本方加入艾叶，其效尤显。又云："为解表温中除湿之剂，去痰消痞调经之方。"专治风寒湿痰瘀之病，故名五积散，余用此方治疗妇人痛经及月经不调之病，屡获良效。

八、痛经2

陶某某，女，32岁。因经后小腹隐痛5个月，于2002年5月17日就诊。患者于去年10月引产后，因流血过多，常头晕乏力，月经推迟，约2个月后来潮，量少，经后小腹胀痛约5～7日后，自行消退。经某医院妇科检查未发现异常病灶，经服中西药物疗效不佳，前来诊治：面色㿠白，头晕乏力，健忘、失眠，眠则多梦，月经量少，色淡红，经期3～4日。经后少腹隐隐作痛，按之稍缓解。饮食、小便正常，大便稍秘。舌淡红苔少有津，脉细弱。诊断：痛经。属气血虚弱，胞脉失养。治宜益气生血，荣经养宫。予圣愈汤加味：黄芪20 g，西党参15 g，当归10 g，熟地黄15 g，白芍15 g，川芎10 g，酸枣仁15 g，炙远志

7 g，阿胶 10 g，枸杞子 15 g，炒香附 12 g，甘草 5 g。服 10 剂。

二诊　精神好转，睡眠改善，大便通畅，稍感脘腹痞胀，为熟地黄、枸杞子、阿胶滋腻所致，于前方加广木香 7 g，继服10 剂。

三诊　诸症好转，脉重按稍感搏指。经后疼痛且看本次月经来潮情况，守前方服 13 剂。

四诊　月经按时而至，量较前增多，转红色。经期 5 日干净，经后小腹疼痛明显减轻。以此方随症加减服 30 余剂后月经恢复正常，疼痛消失。

按　患者因引产失血过多，调养不足，以致气血不足。行经之后，血海空虚，不能濡养胞脉而致疼痛。治宜益气生血，营经养宫。方中黄芪、党参补元养气；当归、白芍、川芎活血调经；熟地黄、枸杞子、阿胶、酸枣仁、炙远志等养血安神；香附理气，复得芍药、甘草以缓急止痛。气充血足，胞脉得养，运行通畅而痛自止矣。

九、胎萎（胎儿发育不良）

王某某，女，27 岁。因妊娠 5 个月，胎儿发育不良，于1999 年 7 月 12 日就诊。患者于 24 岁结婚，于次年流产 1 次，本次怀孕 40 余日后出现恶心呕吐，饮食难进，经住院中西药治疗后好转，至妊娠 3 个月后恢复正常。于前日经某医院检查为"胎儿发育不良"。建议看中医，遂来我处求治。现症：面白无华，腹形明显小于 5 个月妊娠。头晕乏力，食欲不佳，食则脘腹痞满，小便清长，大便稀溏。舌淡红，苔白腻，脉浮无力。中医诊断：胎萎。属脾运不振，气血虚衰，胞脉失养。治宜补脾益气，生血养胎。方用香砂六君子汤合补血汤加减：黄芪 20 g，明党参15 g，白术 10 g，茯苓 15 g，当归 10 g，白芍 15 g，川芎 10 g，藿香 10 g，砂仁 10 g，陈皮 10 g，姜厚朴 10 g，甘草 5 g。服 10 剂。

二诊 精神好转，食欲大增，脘腹痞满亦随之减轻，于前方去厚朴加制何首乌 15 g，黄精 15 g，继服 10 剂。

三诊 面色转红润，饮食恢复正常，腹形稍增大。脾运得健，气血生化有源，此时当益肾精，先后天共治，于前方再加龟甲胶 10 g，鹿茸 2 g，再服 10 剂。

四诊 一切恢复正常，腹型增大，在本院做 B 超检查胎儿形体有所增长，守方继服 30 剂后，经 B 超复查增长至 7 月正常胎儿，遂停药。10 个月后告我生下体重 3.5 kg 婴儿，并示感激。

按 胎儿发育不良即胎儿在宫内生长发育迟缓，胎形明显小于正常妊娠月份。中医称为"胎萎"或"胎不长"。早在《诸病源候论》中指出："胎之在胞，气血资养。"说明胎儿的生长发育全靠母体的气血滋养，本例孕妇先年流产失血过多，未予充分调补。本次妊娠又因"恶阻"损伤脾胃，影响纳食及脾运，使气血生化无源，更使气血虚弱，胎儿失养而成胎萎，治宜补脾益气，生血养胎。方中党参、白术、茯苓、甘草补脾益气，藿香、砂仁、厚朴、陈皮醒脾健胃，化湿消痞；黄芪、当归、白芍、川芎等益气补血。一诊而脾运得健，食欲增加，痞满消退，精神大振。在此基础上再加何首乌、黄精以补血益精。尤其是何首乌，根据中医的比类取象学说，它形似胎儿。《日华子本草》云："味甘，久服令人有子。"为不寒不燥，补而不滞之补血生精之品。故二诊而气血恢复，腹形增大。后天之本得以培固，先天之本赖以有养，为增强滋养先天之本，加鹿茸以补肾益精。气、血、精充实，足可营养胎儿，故服药 2 个月，胎儿生长发育至正常。

十、不孕症 1

谢某某，女，29岁。因婚后4年未孕，于1998年12月5日就诊。患者素体虚弱，在校刻苦学习，本科毕业后考上公务员，于25岁结婚，婚后一直未孕，丈夫体健。现症：形体消瘦，月经推迟，色淡量少，头晕耳鸣，性欲淡漠，腰膝酸软，四肢不温，失眠多梦，记忆减退，饮食二便正常，舌淡苔白薄，脉沉细。诊为心肾阳虚，精血不足。治宜温补心肾，补血填精。方用右归饮合养心汤加减：熟地黄15 g，山茱萸10 g，肉桂7 g，熟附子（先下）8 g，枸杞子12 g，淫羊藿10 g，杜仲10 g，续断10 g，当归10 g，白芍15 g，川芎10 g，酸枣仁12 g，炙远志7 g，茯神15 g，制何首乌15 g，甘草3 g。服10剂。

二诊　四肢稍温，睡眠好转。守方继服10剂。

三诊　头晕耳鸣减轻，四肢已温，腰膝渐觉有力。阳气已来复，于上方去附子，加黄芪15 g，黄精15 g，再服10剂。

四诊　服至4剂时，月经来潮，此次经期提前3日，量稍增多，色渐转红。以后诸诊用此方随症稍作加减服30余剂，一切正常。5个月后怀孕。

按　患者素禀体虚，肾精不足，劳神伤志，心血耗损，精气不充，久而损伤心肾之阳，胞宫虚冷，难以受孕。正如《圣济总录》云："妇人所以无子，由冲任不足，肾气虚寒故也。"治宜温补心肾，养血填精，方中熟地黄、山茱萸、附子、肉桂、枸杞子、淫羊藿、杜仲、续断等补肾温阳，填精益髓；当归、白芍、川芎、酸枣仁、远志、茯神、何首乌等生血调经，补心安神。心肾得养，精充血足，胎孕乃成。

十一、不孕症 2

彭某某，女，34 岁。因取消避孕措施 3 年不孕，于 2004 年 4 月 27 日就诊。患者于 22 岁结婚，1 年后怀孕生一女，遂采取避孕措施。因家中长辈对其生女孩不甚满意，受到埋怨和不平等对待，精神抑郁。经取得二胎指标，取消避孕措施 3 年余仍未受孕，前来求诊：形体肥胖，精神忧郁，少气懒言，月经或前或后，量色淡，行经前小腹胸胁胀痛，白带量多，无异味，脘腹痞胀，嗳气得舒，大便稀溏，小便清长。舌淡红，苔白腻，脉弦缓。诊为肝郁脾虚，痰湿阻胞。治宜疏肝理脾，化湿除痰。以逍遥散加减治之：当归 10 g，白芍 15 g，川芎 10 g，柴胡 10 g，郁金 10 g，枳壳 10 g，香附 10 g，法半夏 10 g，茯苓 15 g，白术 10 g，白扁豆 10 g，薏苡仁 15 g，芡实 15 g，广木香 7 g，明党参 12 g，甘草 3 g。服 10 剂。

二诊 服药后嗳气频频，脘腹痞胀减轻，白带量减少。守方续服 10 剂。

三诊 心情较前舒畅，脘腹痞胀消退，白带量明显好转，大便已成形，于前方加山药 15 g，再服 10 剂。

四诊 此次月经仅推迟 3 日，量增多，经前小腹及胸胁胀痛明显减轻，舌腻苔变薄，脉浮弦按之稍有力。疗效明显，守前方去法半夏，加何首乌 15 g，相继服 40 余剂后，月经正常，余症完全消失遂停药，3 个月后受孕。生下一男孩，合家欢喜。

按 患者长期情志不舒，肝失条达，肝郁气滞，横逆损伤脾胃，脾失运化，水湿停滞，阻于胞宫，月经不调，难以受孕。从临床脉症表现，均为肝脾同病。治宜疏肝理脾，化湿祛痰。方中柴胡、当归、白芍、川芎、郁金、枳壳、木香、香附等疏肝理气，养血调经；法半夏、茯苓、薏苡仁等祛湿化痰；明党参、白术、白扁豆、芡实等补脾益气。诸药合用，使脾气舒缓，血行通畅，脾运得健，痰湿消散，带下自止。月经调和，冲任气血充实，则容易受孕也。

十二、乳癖1（乳腺增生症）

卢某某，女，35岁。因双乳房内发现肿块并胀痛1年余，于1986年7月5日就诊。病史：患者长期夫妻不睦，精神忧郁。于1年前感觉胸胁并乳房胀痛，一段时间后发现乳房内有肿块，且逐渐增大，胀痛加重。去某医院做B超检查确诊为"乳腺增生"。经西药、中药治疗效果不显而来我处求诊。现症：双侧乳房胀痛，间有针刺感，胸胁胀满窜痛，嗳气稍舒，右侧乳房内可扪及鸡蛋大肿块，旁边有多个葡萄大小肿物，左乳肿块大于右乳肿块，按之疼痛加重，精神受刺激时肿块增大。月经提前约1星期，量少，色黑成块，行经前胀痛更甚。烦躁易怒，口苦咽干，小便色黄短少，大便干燥。舌边尖红，中心黄薄苔，脉弦数。西医诊断：双侧乳腺增生。中医诊断：乳癖。属肝气郁结，热瘀互结。治法：疏肝理气，清热祛瘀。方药，柴胡疏肝散合血府逐瘀汤加减：柴胡10g，赤芍15g，郁金10g，丹参15g，枳壳10g，归尾10g，川红花6g，川芎10g，黄芩10g，炒栀子15g，桃仁10g，桔梗10g，蒲公英15g，生牡蛎20g，海藻10g，昆布10g，益母草15g，泽兰10g。服10剂。嘱保持情志舒畅。

二诊　胸胁、乳房胀（刺）痛有所减轻。口苦咽干，二便等明显好转。守上方继服15剂。

三诊　诸症明显减轻，服药期间月经来潮，量稍增多，色渐转红，大便已通利。恐破血过甚，于上方去桃仁，再服20剂。

四诊　患者心情好转，烦躁减轻，胸胁窜刺痛消失；乳房稍胀痛，肿块缩小，继服 20 剂。

五诊 乳房稍感胀痛，肿块缩小二分之一，其旁的小肿块基本消失。此次月经前小腹和乳房胀痛只稍有感觉，量、色基本正常。于前方去红花，将赤芍改为白芍，以此方继服 50 余剂后，诸症消失，双乳内肿块仍有红枣大小，按压无痛感，基本痊愈。嘱其修养性情，多参加社会活动，夫妻矛盾亦已化解，随访 2 年未复发。

按 乳腺增生症是指乳腺导管及小叶腺泡上皮，纤维组织的单项或多项良性增生。相当于中医所称的"乳癖""乳核"。早在《中藏经》中已有了"乳癖"乃乳中结核，形如丸卵。或坠胀作痛，或不痛，皮色不变，其核随喜怒而消长。发现本病发生随七情变化有密切关系。本例患者因夫妻不睦，长期精神忧郁引起肝郁气滞，气滞血瘀，郁久生热，郁热互结于乳内发为此病。胸胁乳房为肝经分布之处，治宜疏肝理气，兼以清热化瘀散结。方中柴胡、赤芍、郁金、枳壳、桔梗等疏肝理气；归尾、红花、川芎、桃仁、丹参、益母草、泽兰等活血化瘀；黄芩、栀子、蒲公英、海藻、昆布、牡蛎等清热散结。方中桔梗开宣肺气，枳壳宽中下气，二药合用一升一降，开胸行气，助诸药行气之力。达到气行血亦行，血行瘀亦散之功。值得着重指出的是治疗本病，尚须注重心理疏导，只有药物与精神治疗相结合才能收到事半而功倍的最佳疗效。

十三、乳癖 2(乳腺增生症)

陈某某，男，58 岁。因双乳发现肿块 5 个月余，流出乳汁 1 个月，于 1975 年 7 月 13 日就诊。患者曾患慢性支气管炎，经常咳喘。于今年 2 月无意间出现双侧乳房增大，可扪及蚕豆大肿块，不痛不痒，未予介意。随后肿块逐渐增大并稍感胀痛。近 1

个月来用手挤压流出少量乳汁，心感惊恐即来求诊：精神不振，面色萎黄，双乳房增大，稍感胀痛，可扪及红枣大肿块，质较硬，有活动性，外表皮色正常，用手用力挤压乳头流出少量乳汁约 1 mL。经常咳嗽，咯白色稠痰。小便色清，淋沥不尽。饮食、大便正常。舌淡红，苔白薄，脉浮缓。诊为乳腺增生（乳癖），属脾肺气虚，痰湿互结。治宜补中益气，祛痰软坚，予补中益气汤合二陈汤加减：黄芪 20 g，党参 15 g，白术 10 g，茯苓 15 g，升麻 10 g，柴胡 10 g，法半夏 10 g，陈皮 10 g，浙贝母 10 g，浮海石 12 g，昆布 12 g，海藻 12 g，生牡蛎 30 g，广木香 7 g，炒麦芽 15 g。10 剂。

二诊　精神好转，乳汁已止，肿块变软。守前方继服 15 剂。

三诊　肿块明显缩小，咳嗽咯痰减轻，小便淋沥亦好转。方药对症，守本方服药共 70 余剂后，乳房肿块全部消退，恢复正常。

按　本例患者因长期咳喘损伤肺气，累及其母，导致脾肺气虚，脾主运化，肺主宣化。两者功能失常，水湿运（宣）化不利，聚而成痰，滞于乳内，发为本病。方中黄芪、党参、白术、升麻、柴胡等补中益气；法半夏、茯苓、陈皮等祛痰；浙贝母、浮海石、生牡蛎、昆布、海藻等化痰软坚散结；木香顺气，助力散结；麦芽健脾，固摄乳汁。本方以补益肺脾之气而通宣水湿，截断成痰之源以治本；化痰软坚散结，直指病灶以治标。具标本兼治，攻补并施之功效。男性患此病者鲜见，余临症五十余年，仅见 3 例，录此 1 例。

十四、乳癖 3（乳腺增生症）

曾某某，女，37 岁。因双侧乳房发现肿块 1 年余，闭经 5 个月，于 1993 年 4 月 20 日就诊。患者于去年农历正月患"重感冒"治愈后，经常怕风怕冷，并发现双乳房内有数个花生大肿物。每因气候变冷或感冒风寒后感到胀痛，未予介意。渐至出现月经量减少，推迟，于农历10月起月经停止来潮，且乳房内肿物慢慢增大而来我院检诊。经B超检查报告为"双侧乳腺增生"。要求中医治疗。初诊：精神不振，四肢与胸背怕冷，容易感冒。双侧乳房内可扪及数个红枣大小肿块，质硬，活动性可，用手掌揉按得舒。喜热饮，二便正常。月经5个月未行。舌淡红，苔白有津，脉沉迟略弦。中医诊断为乳癖，属肺卫不固，寒饮停积。方用玉屏风散合暖肝煎化裁：黄芪20 g，防风10 g，白术10 g，桂枝10 g，白芍15 g，吴茱萸7 g，熟附片（先下久煎）8 g，干姜7 g，北细辛5 g，柴胡10 g，枳壳10 g，当归尾10 g，川红花7 g，丹参15 g，甘草3 g。嘱服10剂。

二诊 精神好转，胸背及四肢怕冷略有好转，守上方继服10剂。

三诊 胸背四肢转温，月经已行，量少色黑成块，乳内肿块缩小如蚕豆大。于前方加益母草15 g，泽兰10 g，服15剂。

四诊 自服药以来，再未出现感冒，乳房内肿块减少至花生米大。脉转浮缓。守方再服15剂，以观下次月经情况。

五诊 月经推迟2日来潮，量、色趋于正常。于前方去红花，加党参15 g，又服20余剂后，诸症消失。

按 本例患重感冒后，经西药输液、服药后，标症已去，未经中医药调治，留下怕风怕冷，容易感冒的表虚证。日久则寒邪入里，凝于肝经经脉，气血通行受阻，瘀结于乳房内，致使乳内出现肿块，月经不潮。因乳房为肝经经脉分布范围之中。治宜益气固表，温经散寒，行气活血。方中以玉屏风散益气固表；附子、干姜、细辛、桂枝、吴茱萸等药温经散寒，兼以暖肝；柴胡、白芍、枳壳疏肝理气；当归尾、丹参、红花活血化瘀。本病主要病因为沉寒凝于经脉所致，故治疗的重点是祛寒。寒去犹如春阳化冰，冰融水行，气血流通则乳癖消而月经自行矣。

第二章 医话拾珍

一、全身毛发不生、发汗通闭而解

1962年余跟随叔祖父刘永康先生临症。6月某日，用轿抬来一个少女患者，为邻县常德苍山桃花溪人，时年13岁。身材瘦小，犹如7～8岁儿童。正值酷暑，尤着棉衣，头戴风帽，足穿棉鞋。询其病史，其父代诉：约5岁时（1954年），正值隆冬时节，与邻家诸儿童于池塘冰上游戏，不慎踩碎薄冰，掉入水中，经路过行人救起。当晚午夜，初起寒颤，继而高热，连续3日，病情加剧。遂延医治之，方中用羚羊角，服3剂后，病稍减轻。但家境极贫，无钱医治，遂请巫师画符念咒，以祈神灵保佑，病仍依旧，但日渐加重，甚致奄奄一息，全赖每天喂水及米汤养之，卧床2个月有余，自行渐渐好转。无奈病中，毛发全脱，不再生长，而后全身怕冷，重拥衣被。随着家庭经济状况改善，遂予医治。其间曾去常德地区人民医院检查，除发育、营养不良外，未检查出具体器质性疾病。8年来到处求医问药，病无起色。经人介绍前来求吾师治之。症见形体消瘦，精神萎靡，面容晄白，恶寒肢冷，少气懒言。全身毛发不生，皮肤无汗干燥，食欲不佳，喜食辛辣，喜饮热汤，小便清长，大便稀少，舌淡苔白薄满布津液，脉细小沉伏。诊察完毕，余师反复思之，然后谓余曰：人之七窍，皆宜通不宜闭，汗孔称之汗窍又曰魄门，亦为人身之窍。是汗液排出之通道。据其病史和脉症，乃知患者汗窍因沉寒所闭，故汗液不出，毛发不生。今当酷暑，仍拥衣帽，只知寒，不知热，且皮肤不润反燥，脉细小沉伏，重按至骨乃得，可见沉寒凝结，闭塞汗窍，只要疏通汗窍，毛发亦可出焉。当用何方治之？余曰：当发汗解表用麻黄汤或三拗汤治之。师曰：说对一半。应当以大剂麻黄附子细辛汤温阳解表：麻黄30 g，熟附子30 g，北细辛10 g，5剂。嘱将附子先煎1柱香（约50分钟左右）后加入麻黄、细辛再煎半支烛（约10分钟左右）。另方：麻黄60 g，桂枝100 g，细辛30 g，紫苏100 g，辣蓼5株，葱白100 g，生姜50 g，3剂。交代其父，将前方之药服1碗后，即将后药用大锅煎1桶水，倒入洗涤盆内，令患者坐入其中，四面用竹垫相围，顶部用斗笠覆盖，用药水热气熏之。每日1次，连用3日，如有微汗出，则病可治，如无效应可另请高明。患者去后，余向师曰：方中药量如此之大，是否出现不良反应。师曰：其脉沉小而伏，重按尚觉搏指，知其正气内存，况以前诸医认为本病因气血亏虚所致，一定服过不少补药，此乃内实之证，可猛攻之。余心中暗赞吾师之胆大而心细也。

五日后，患者父亲前来喜告曰：服药1剂及外洗1次后，患者感觉全身轻松，恶寒肢冷好转，2次后全身觉微微汗出，3次时大汗淋漓，服完5剂后，可以脱掉其衣帽也。遂用金匮肾气丸加当归补血汤调治2个月余，毛发渐渐生长。后将上方改汤剂为丸剂，1年后毛发全生，身高增加，月经来潮，完全康复。

余常思本例治疗过程，悟出以下心得：一是选方之妙。沉寒外闭汗窍，内凝经脉，外宜解表，内须温经。用麻黄附子细辛汤以麻黄解表，附子温经，细辛外可助麻黄发汗解表；内可助附子通阳温经。二是内外兼治之奥。除内服之外，外用熏之，以求取汗，只要汗出，方有转机。吾师断言，有汗出可治，无汗出则可另请高明。此为背水一战，胜负成败之举。可见施治之准，把握之足。三是余师运用经方之娴熟，照用仲景方不予加减。其剂量之大，全靠脉象为凭，非如此之猛药，怎能达到发汗之目的。余师临床经验之足可见一斑。

二、为治下瘫，兼愈痼疾

陶某，男，45岁。住40 km外之小淹陶家湾。因双下肢不能活动 1 年余，于 1964 年 9 月延余诊治。

患者素患"癫痫"病，呈间歇性发作。于去年 7 月，在田间抢收时负重过度，突起剧烈腰痛，坐于田边不能动弹，经人背至家中。延医治疗月余，疼痛稍缓解，但双下肢不能活动，动则疼痛不已，渐渐至麻木、乏力，卧床 1 年有余。其间又断续服过不少中西药物，效果不佳。经亲友介绍遂延余诊治。症见精神一般，腰酸腿软，双下肢肌肉萎缩，不能站立，稍有活动，需人搀扶，并觉麻木逆冷，膝关节以下，其冷更甚。气候寒冷时病情加剧。饮食、二便如常。舌淡红，苔白薄，脉沉细，重按搏指。诊为风寒湿邪，痹阻经脉，深伏筋骨。观其以前诸医也曾用过祛风散寒利湿之药，然效果不显，皆因剂量太轻，药力过缓不达病位所致。据其病邪之盛，病位之深，病程之久，非大攻大伐难以奏效。方用三生饮加味：生川乌 7 g，生草乌 7 g，生麻黄 10 g，桂枝 10 g，苍术 10 g，制天南星 10 g，独活 12 g，当归尾 10 g，赤芍 15 g，川红花 7 g，川芎 10 g，乌梢蛇 15 g，甘草 5 g。嘱服 7剂，并反复交代将药放置罐内用冷水浸泡 20 分钟，煮沸后再用小火煎熬 1 小时，方可饮服。患者服至 6 剂后，觉双下肢厥冷减轻，沉重减亦觉缓解，心中高兴。当服至 7 剂时，其妻因亲弟结婚，前去祝贺，将药分 2 次煎好，置入大碗内，嘱其分 2 次服。患者认为服药有效，可多服无防，待妻走后便将两次药一并服下，当时觉得口麻，稍后觉心中不适，继而大汗淋漓，呕吐不止。先是呕出胃内残存食物，再者吐出痰涎瘀血，如此反复呕吐10 余次后，便昏昏睡去不省人事。待到其妻晚上回家时，推门进房，见满地呕吐物，难以涉足，当即洗扫干净。又见丈夫酣睡于床，呼吸急迫，喊之不应，推之不醒，以为癫痫老病发作，未予介意，便处理家务。几小时过后，见丈夫仍然如此，且面色苍白，四肢冰凉，心中惊慌，遂唤来兄弟亲属，守护其旁，皆言病危，并使邻人安排后事。待到第2天上午10时左右，患者逐渐清醒，但言心中难过，喂过半碗稀粥，至中午才觉安宁。到傍晚时分忽觉双下肢能活动，便扶起下床，竟能勉强走动。轰动全村，皆说遇到神医。第3天再派人延余复诊，听完前日情形，余惊恐不已，庆幸未造成人命，经仔细诊察后，遂于前方将生川乌、生草乌用量减至3g，去乌梢蛇加黄芪、党参、熟地黄等药，调治月余，恢复正常。次年正月，患者前来给我拜年致谢，并告我服药后不但新病未复发，旧疾癫痫亦随之而愈。

十余年后，余思此案，仍心有余悸，一是患者其妻心急，煎药未达时间，二是患者将2次药量1次顿服，造成药物中毒，当时农村医疗条件非常落后，加之交通不便，转诊困难，危病只能坐以待毙。幸好患者命大，死里逃生。中毒后大汗大呕，大汗使其风寒湿邪从表而解，大呕使其顽疾瘀积从吐而出，因此不但下肢瘫软之病得以康复，旧病癫痫之顽疾亦随之痊愈。无论患者、医者均因祸得福也。

三、站立行走摇摆，祖传验方显效

李某，男，56岁。家住丝毛溪口，资江河畔，捕鱼为业。因站立不稳、行走异常3年余，百治不效，于1966年7月延余治之。

询其病史，其妻代诉：患者自前年2月开始感觉头晕乏力，下肢萎软，渐至站立不稳，行走摇摆，终致卧床不起。其间服过许多药物，效果不佳。因其父亲曾患过此病，发病5年不治而亡，所以患者非常悲观。将其捕鱼所得之积蓄拿出，嘱其家人，一半用来找高师诊治，一般用来安排后事。

症见：表情淡漠，反应迟钝，声音低沉，语言欠清，站立要用手撑，行走摇摆不定，忽左忽右不能直行。见人哭泣流泪，情绪低沉，若卧床不动，则无所痛苦。饮食、二便并无异常。舌淡红，苔白薄，脉两手寸关浮软，两尺沉细。察其前医处方，有从风寒湿痹为治者，有以脾肾亏虚为治者，有从中风偏瘫为治者，其处方遣药，均为合理，然何收效甚微？余思之再三，不得其解：若为萎证，四肢肌肉尚丰，且握拳伸腿均皆有力；若为中风，肢体无偏废，口眼无歪斜；若为痹证，肢体无麻木，关节不疼痛。故此三种病症可以排除。两尺脉沉细，莫非肾虚所致，余以地黄饮子合虎潜丸加减治之，嘱服 10 剂。

待 10 剂药服完，其子前来告余，病情如前，不见好转，余对此病，甚觉茫然，遂翻书查阅，忽在祖传《一串珠》之"验方选录"栏中有一治"骨繇"方，其中所述症证与此病甚合。方用猪脑髓 1 付（洗净），鲜鲢鱼头 1 个，枸杞子 30 g，黄精 30 g，核桃仁 10 个，食盐少量。将上药放入砂锅内，用文火久久炖之如糊状，取汁服之，1 日 1 剂，连续服用百日。余照抄此方予其子，使其服用。正好患者家住河边，取药不难。

3 个月后，其子前来告余，诉其父照此方服用百日后，大有好转，现能下床活动，站立行走不用搀扶，但行走仍觉得恍惚，仅能在家中行动。余告曰：此方既然有效，可再续服。患者照此方服用年余，终于能生活自理，并能从事家务、种菜之类的轻体力劳动，活至 70 余岁而终。

由于当时农村医疗条件和经济条件极差，患者不能去大医院检诊，故不知为何病。现在思之，可能为"遗传性共济失调"。现代医学认为本病为一组以缓慢进行的共济运动障碍为突出临床表现的中枢神经系统变性疾病。大部分有遗传史、家族史，病因尚不明确，亦无特殊疗法。中医虽无此病名，但根据主要症状与"骨繇"相似。《灵枢·根结》曰："骨繇者，节缓而不及也，所谓骨繇者，摇故也。"即骨节迟缓不收，动摇不定之意，与共济不调的表现十分吻合，况且患者之父亦患过此病。支持家族遗传的根据成立。方中黄精、枸杞子、核桃有补肾生精血益髓之功，再加猪脑髓、鱼头，血肉有形之品补脑生髓，长期服之，使肾气充足，化生精血，填补脑髓，髓海充足则可收引四肢而动摇自止，吾曾祖之方真灵验也。

四、候脉受考验，偶见解难题

1966 年 7 月某日，时年 18 岁，余出诊邻县桃源芦花潭。返程路过黄沙溪，正值暑天，见路旁一屋中许多社员工余歇息。时正中午，便往其屋讨水解渴。有人见余身背药箱，遂问余："家住何方？"答曰："家住安化。"有一老者年约 50 岁左右，接着问曰："莫非安化金门山人？"余点头曰："正是。"又曰："刘永康老先生与你是什么关系？"答曰："吾叔祖父也。"那人曰："你是神医之后，失礼，失礼。"并肃然起身让座。向余谈到：15 年前我母亲患伤寒病，高热六七日，水米不进，奄奄一息，最后昏迷不醒 2 日多，适逢老先生芦花出诊坐轿路过此地，遂延诸诊治，先生候脉后对我说病虽危急但可救治。在胸背部烧过几焦灯火，吾母便渐渐苏醒。又处方 3 剂，嘱急速取药煎服之。吾遵所嘱，服 3 剂后汗出，热退，神清气爽，渐进米粥，半月余康复。今少先生路过此地，真是巧遇。我有一暗病，已经多年，在地方及桃源县城找医生看病，都把脉不准，看不出我患何病，因此未曾医治，现请少先生为我把脉若何？

余深知此人在考验我的技术，倘若从之，实无把握，如若推辞，却损余刘氏世医名誉。遂硬着头皮应之。与其按规矩先看左手之脉，未发现异常，且观其气色，身强体健，精神振奋，观其舌象，亦属正常，实难启齿。大约 3 分钟后，余有便意，遂言内急，须上厕所，容余便后，再候右手。至宅后茅房，反复思之，未能理出头绪，正焦急间，忽见厕所板上有残存黑色血迹，余不禁大悟，急离厕复把其右手脉，故作沉思片刻后，断言曰：你老人家身体强健，没有什么大病，只是经常大便出血也。该人闻余所言，立即站起，翘指连称："神仙，神仙！一看便知真神医也。"遂要求予以处方。旋即召来周围十余人为之看病诊治。新中国成立前在此地余叔祖父颇有医名，今日余在此一试，其名更甚。以致后来芦花、沙坪等地之患者前来求诊者络绎不绝。

五、两人同诊一案，处方基本一致

1978 年县卫生局抽调余和胡智山仁兄为当时县中医院陈松筠院长整理《松筠医案》。陈老为湖南省名老中医，智山兄为陈老之开门弟子。某日夜晚，与智山兄在陈老家品茶夜话，忽然来一患者，为县百货公司职员，男性，年 37 岁。陈师诊察后，令我们两人均为之诊察。患者素禀体虚，5 日前，因外感风寒，恶寒发热，头身酸痛，咳嗽咽痛，已服麻黄射干汤 3 剂，大汗后感冒基本痊愈。现头晕乏力汗出恶风，胸闷心悸，烦躁不安，渴不欲饮，食欲欠佳，大便稍结，小便微黄。舌淡红，苔薄黄少津，脉浮缓，重按无力，然后陈老又叫我们背靠背各自处方。

稍顷，处方交与陈老，打开看后，竟自相同，均为桂枝甘草龙骨牡蛎汤加味。余之处方于方中加入麦冬；智山兄之处方于方中加入人参。陈老看后，甚是欣喜。称赞两人辨证处方一致，皆为正确。并评论道，两人均切中病机，加麦冬者，见溲微黄，苔薄黄且少津，佐以制约桂枝助阳过甚以免伤其阴。加人参者，益气助桂枝温心以定悸。吾认为此病为伤寒发汗过甚损伤心阳，心阳虚损，心神浮越所致，以烦躁为主症。又汗为心液，发汗过多，则心随液外泄，心阳不足以致心神无主而心悸，均为太阳病发汗过多引起的变证，治疗宜综合两方，再加北五味以加强收敛浮越之心神。即为桂枝甘草龙骨汤合生脉饮：桂枝 10 g，炙甘草 10 g，生牡蛎 20 g，生龙骨 20 g，红参 10 g，麦冬 15 g，五味子 10 g。3 剂。3 日后患者复诊。诸症悉减，后以十全大补汤调治而愈。

六、生命只一息，孤注解危情

村中刘跃林时年 64 岁，患咳嗽气喘病 30 余年。每因感冒风寒而加剧。服中西药可暂获好转。近几年常服氨茶碱维持。此次发作已 10 余日，并见恶寒发热，服过余几剂中药，虽热退而咳喘，心悸不但未减，反而更甚，渐至水米不进，卧床不起。又延公社卫生院（相当于现在的乡卫生院）医生肌注西林油（青霉素混悬液）及口服麻黄素、四环素等均效果不显，家人认为无治，遂安排后事。

1967 年，适逢时在省中医研究所工作的叔父刘祖贻先生回家休探亲假，遂延至家中予以诊治，余随往之。见喘息，心悸，面色黧黑，嘴唇发绀，四肢逆冷，爪甲青紫，全身浮肿，双下肢膝关节以下更甚。舌淡红，两边及舌尖白苔，中心及根部呈黑色，用手指拭之尚感润滑，脉沉细结代。诊毕时对余曰，此病西医谓肺源性心脏病合并严重心衰，中医谓喘证。为肾阳虚损，水气凌心，兼瘀血阻滞。随即处方予真武汤加减：附子（久煎）10 g，茯苓 30 g，白术 10 g，白芍 15 g，桂枝 10 g，丹参 30 g，桃仁 10 g，干姜 5 g，红参 15 g，炙甘草 5 g。处方开好后又沉细片刻，将附子改为 15 g，仍不放心，又沉思良久，最后将附子改成 20 g，方交与患者家属，嘱服 3 剂，并说明病势危急，限于农村医疗条件极差，没有其他办法可采用，患者好歹就看这 3 剂药了，并详细交代了药物的煎服方法。

遵嘱服完 1 剂，患者喘息心悸稍缓，2 剂浮肿减退，待 3 剂服完诸症大减，晨起服下稀粥半碗。复诊时，患者能扶起坐于床头，面黑及唇绀均有消退，头面部浮肿消退大半，双下肢浮肿亦有所减退。于前方将附子减至 10 g，加车前子 15 g，紫苏子 10 g，继服 3 剂。病减一半。由于假期届满须即日返长，嘱余待患者喘平肿退，改苏子降气汤加人参治之，再以都气丸善后，余遵嘱分阶段治之，共调治 2 个月，尔后发作频率减少，症状减轻，一直活至 76 岁乃故。

余自思此案，患者因长期患咳喘心悸，由肺累及于肾，肾阳式微，不能化水，水邪泛滥，上逆凌心，故咳喘。心悸、水肿同时出现，虽心肺肾三脏同病，其根在肾，又见唇绀爪紫，为久病瘀血阻于心肺所致。治疗必须温补肾阳，行水化瘀。方中附子辛甘大热，温气助阳以化气行水；茯苓、白术淡渗利水；干姜既能助附子温阳又可助茯苓、白术利水；以桂枝、白芍、人参、炙甘草益气而温心阳；用丹参、桃仁活血化瘀以疏通心肺。配伍严谨，药专力笃，切中病机。故投之效如桴鼓，堪称起死回生。

余叔处方时反复思考，在于主药附子的剂量，事关重大，剂量太轻，不达病所，剂量过猛，反生变数。经 3 次修正，才下定决心，大有背水一战，孤注一掷之胆略，可见学识根底之深，驾驭疾病发生发展及预后的判断能力之强，临床经验之丰富，胆大而心细的行医风格，余受益匪浅。

余在此后的临床中，凡遇此类患者皆用此法治之，每获良效，随着西医的普及，此类危险疾病通过输氧、强心、利尿等方法可获救治，但标症治愈后，仍有喘、悸、水肿未能彻底治愈者，还是可用本法治之，但无需用此大剂量附子，亦无需作此背水一战，孤注一掷之举也。

第三章　验方拾要

一、矮地枇杷饮

【主治】单纯性支气管炎。

【方药】矮地茶 100 g，枇杷叶（洗净，去背毛）100 g，水桑叶 50 g。

【用法】煎水分 2 次口服，7 日为 1 个疗程。可连续服用 2～4 个疗程。

二、苏竹止哮汤

【主治】支气管哮喘。

【方药】紫苏叶 10 g，紫苏子 15 g，竹沥 5 mL，土荆芥 15 g，前胡 15 g，桔梗 10 g，甘草 5 g。

【加减】寒邪甚者，加麻黄 10 g，细辛 3 g；内热甚者，加生石膏 30 g，黄芩 10 g；兼痰湿甚者，加法半夏 10 g，白果 10 g。

【用法】水煎服，每日 1 剂，分 2 次口服，5 剂为 1 个疗程。

三、栀茅止血汤

【主治】支气管扩张并咯血。

【方药】生栀子 15 g，白茅根 30 g，水桑皮 15 g，瓜蒌皮 15 g，凤尾草 20 g，麦冬 15 g，水竹叶 21 皮，甘草 5 g。

【用法】水煎服，每日 1 剂，分 2 次口服。5 剂为 1 个疗程。可服 2～4 个疗程。

四、瓜鱼煎

【主治】肺脓肿。

【方药】瓜蒌皮 15 g，鱼腥草 50 g，水桑皮 20 g，十大功劳 15 g，金银花 15 g，蒲公英 30 g，芦根 30 g。

【用法】水煎服，每日 1 剂，分 2 次口服。10 剂为 1 个疗程。可连续服 5 个疗程。

五、马蚌汤

【主治】细菌性痢疾。

【方药】大马鞭草 50 g，海蚌含珠 50 g，土黄连 10 g，苦菜 50 g（以上为生药量），厚朴 15 g，广木香 7 g，甘草 5 g。

【用法】水煎服，每日 1 剂，分 2 次口服。5 剂为 1 个疗程。可连续服 2～3 个疗程。

六、大草愈疡冲剂

【主治】胃和十二指肠球部溃疡。

【方药】大黄（研末）500 g，甘草（研末）500 g，海螵蛸（研末）300 g。

【用法】每次 10 g，温开水冲服，每日早晚各 1 次。3 个月后，复查钡餐或胃镜，有好转，可服 1 年。溃疡可愈。

七、砂连胃宁汤

【主治】慢性浅表性胃炎。

【方药】砂仁 7 g，黄连 5 g，陈皮 10 g，郁金 10 g，隔山消 20 g，炒香附 15 g，甘草 5 g。

【加减】兼痰湿呕恶者，加法半夏 10 g，茯苓 15 g；兼湿热灼痛拒按者，加栀子 15 g，连翘 10 g；兼胃酸过多，烧心吐酸者，加海螵蛸 15 g，瓦楞子 10 g；兼肝郁胁肋胀痛者，加柴胡 10 g，川楝子 15 g；兼寒凝胃脘胀痛喜按者，加桂枝 10 g，白芍 15 g；兼脾虚隐痛绵绵者，加党参 15 g，白术 10 g。

【用法】水煎服，每日 1 剂，分 2 次口服。10 剂为 1 个疗程。

可连续服 4 个疗程。

八、三七百白止血散

【主治】上消化道出血。

【方药】滇三七 5 g，百合 20 g，白及 20 g。

【用法】共研细末，温开水冲服，每日 1 剂，10 日为 1 个疗程。根据病情可连服 10 个疗程。

九、茵田退黄汤

【主治】急性甲型黄疸性肝炎。

【方药】土茵陈 50 g，田基黄 50 g，车前草 50 g，木通 15 g，十大功劳 30 g，甜味草 15 g。（以上均为生药）

【用法】水煎服，每日 1 剂，分 2 次口服。10 剂为 1 个疗程。

十、冠心安胶囊

【主治】冠心病；心悸、胸闷胸痛者。

【方药】川芎 100 g，丹参 200 g，延胡索 100 g，广木香 50 g，桂枝 100 g，白芍 150 g。

【用法】共研细末，装入 0.5 mg 胶囊，每次 4 粒，每日 2 次。

十一、风心宁煎剂

【主治】风湿性心脏病；心悸、胸闷、气促者。

【方药】黄芪 15 g，党参 15 g，桂枝 10 g，白芍 15 g，酸枣仁 15 g，茯苓 15 g，炙甘草 5 g。

【加减】血瘀者，加丹参 15 g，川红花 6 g；四肢不温者，加附子 8 g；心悸重者，加朱砂 3 g（水飞）。

【用法】水煎服，每日 1 剂，分 2 次口服。

十二、麻桂肺心通

【主治】肺源性心脏病；咳嗽喘息、痰阻痰鸣、胸闷气促、不能平卧者。

【方药】蜜麻黄 10 g，桂枝 10 g，法半夏 10 g，茯苓 15 g，麦冬 15 g，五味子 7 g，紫苏子 10 g，丹参 15 g，金佛草 10 g，甘草 3 g。

【加减】咳甚者，加桔梗 10 g，杏仁 10 g；痰热者，加瓜蒌皮 10 g，浙贝母 10 g；喘甚者，加葶苈子 10 g，白果 10 g；水肿甚者，加木通 10 g，桑白皮 10 g，大腹皮 10 g。

【用法】水煎服，每日 1 剂，分 2 次口服。10 剂为 1 个疗程。

十三、银英通淋茶

【主治】急性肾盂肾炎，尿频尿急尿痛者。

【方药】金银花 20 g，蒲公英 30 g，车前草 30 g，土茯苓 30 g，水灯芯草 15 g。

【用法】水煎服，每日 1 剂。当茶频频饮服。

十四、参芡猪肾煲

【主治】慢性肾炎，顽固性蛋白尿，脾肾两虚者。

【方药】党参 30 g，薏苡仁 30 g，山药 30 g，芡实 30 g，枸杞子 30 g，猪肾 1 只。

【用法】将猪肾洗涤，切片与药物煮食之，连服 5 日后复查尿常规，如尿蛋白尿好转，可连服 10～20 日。

十五、六红补血羹

【主治】血小板减少症。

【方药】红米 200 g，红豆 100 g，红皮花生米 50 g，红枸杞 30 g，藏红花 1 g，红糖 50 g。

【用法】用前 5 种食物煮粥加入红糖服用，每日 1 剂。可长期服用。

十六、黄杞补血汤

【主治】再生障碍性贫血。

【方药】黄芪 30 g，黄精 30 g，枸杞子 30 g，猪骨 200 g。

【用法】将上药放入铁锅内加水和适量食盐炖煮。每日 1 剂，分 2～3 次服用。

十七、芪枣生白饮

【主治】白细胞减少症。

【方药】黄芪 30 g，红枣 30 g，党参 15 g，当归 10 g，熟地黄 15 g，墨旱莲 15 g，女贞子 10 g，鸡血藤 15 g，甘草 5 g。

【用法】水煎服，每日 1 剂，分 2 次口服。

十八、五叶降糖茶

【主治】糖尿病（适应于多饮、多尿、多食者）。

【方药】苦瓜叶 10 g，桑叶 10 g，水竹叶 10 g，金银花叶 10 g，桃树叶 10 g。

【用法】水煎当茶饮，每日 1 剂。

十九、参杞降糖饮

【主治】糖尿病（适应于无症状者）。

【方药】人参叶 10 g，枸杞子 30 g。

【用法】水煎当茶饮，每日 1 剂，服 1 个月后有效，可以长期服用，直至血糖降至正常后停服。

二十、桑荷减肥茶

【主治】肥胖病。

【方药】桑叶 20 g，荷叶 20 g，车前草 30 g。

【用法】水煎当茶饮，每日 1 剂。3 个月为 1 个疗程。

二十一、降脂乐冲剂

【主治】高脂血症。

【方药】黄芪 500 g，山楂 300 g，草决明 300 g，黑砖茶 400 g。

【用法】将上药研末，每次 15 g，开水冲服，每日 2 次。上方剂量为 1 个疗程，可连续服 3～5 个疗程。

二十二、枯海消瘿汤

【主治】良性甲状腺肿瘤。

【方药】夏枯草 30 g，浮海藻 15 g，浮海石 15 g，海蛤粉 15 g，生牡蛎 30 g，黄药子 15 g。

【用法】水煎服，每日 1 剂，分 2 次口服。30 日为 1 个疗程。

二十三、玄猫消瘰饮

【主治】颈淋巴结结核。

【方药】玄参 20 g，猫爪草 20 g，浙贝母 10 g，蒲公英 20 g，知母 15 g，生牡蛎 20 g，甘草 3 g。

【用法】水煎服，每日 1 剂，分 2 次口服。30 日为 1 个疗程。

二十四、参竹平亢汤

【主治】甲状腺功能亢进症。

【方药】太子参 15 g，玉竹 15 g，生地黄 12 g，南沙参 15 g，麦冬 15 g，知母 15 g，玄参 15 g，甘草 5 g。

【加减】眼突明显者，加石决明 20 g，白芍 15 g；夜寐不安者，加柏子仁 12 g，茯神 15 g；心悸气喘者，加酸枣仁 15 g，丹参 15 g；骨蒸烦热者，加地骨皮 10 g，胡黄连 7 g；自汗盗汗者，加煅龙骨 15 g，煅牡蛎 30 g。

【用法】水煎服，每日 1 剂，分 2 次口服。30 日为 1 个疗程。

二十五、芎芍净钩拈痛饮

【主治】三叉神经痛。

【方药】川芎 20 g，白芍 30 g，钩藤 15 g，甘草 5 g。

【加减】偏风寒外袭：因遇气候变冷，或感冒风寒而发作，症见面部肌肉收缩，局部疼痛得热敷而解者，加羌活 10 g，防风 10 g，细辛 5 g，荜茇 10 g；

偏胃火上攻：症见痛如火燎，拒按喜冷敷者，加知母 15 g，生石膏 30 g，升麻 10 g，生地黄 15 g；

偏肝火上炎：症见阵发性电击样疼痛，面红耳赤，烦躁易怒者，加龙胆 10 g，黄芩 10 g，炒栀子 15 g，芦荟 10 g；

偏肝阳挟风上亢：症见抽掣样疼痛，局部觉灼热者，加石决明 20 g，天麻 10 g，僵蚕 10 g，全蝎 5 g；

偏痰瘀阻络：症见剧痛时如锥刺刀割，时作时止者，加归尾

10 g，赤芍 15 g，川红花 7 g，制天南星 8 g，法半夏 10 g。

【用法】水煎服，每日 1 剂，分 2 次口服。10 剂为 1 个疗程。

二十六、乌蜈止痛饮

【主治】坐骨神经痛。

【方药】制川乌 10 g，蜈蚣 1 条，桂枝 10 g，白芍 20 g，独活 12 g，牛膝 10 g，鸡血藤 15 g，寻骨风 10 g，豨莶草 15 g，当归 10 g，川红花 6 g，甘草 5 g。

【用法】水煎服，每日 1 剂，分 2 次口服。10 剂为 1 个疗程。

二十七、豆灯止涎方

【主治】小儿流涎。

【方药】水灯草 21 根，水竹叶 21 皮，豆腐 1 块。

【用法】将豆腐切成小块和上两味药物放在罐内水煮。放入适量白糖口服。可连续服 7 日。

二十八、丝蛇止痒灵

【主治】荨麻疹。

【方药】丝瓜络 1 个，蛇衣 10 g。

【用法】将上两味药烧成灰，温开水冲服。

二十九、金鸡止遗灵

【主治】小儿遗尿。

【方药】金樱子 50 g，覆盆子 15 g，鸡蛋 1 枚。

【用法】先将鸡蛋煮熟，去壳，用牙签将鸡蛋戳若干小孔，再加入上两味药煮 15 分钟左右去药渣，用水带蛋服用，每日 1 次，连服 10 日。

三十、牙痛灵

【主治】牙龈炎。

【方药】生石膏 50 g，柽木叶 1 握，金挖耳全草 3 兜。

【用法】水煎服，每日 1 剂，分 2 次口服。5 日为 1 个疗程。

三十一、痔疮灵

【主治】内、外痔或内外混合痔。

【方药】山螺 7 个，冰片 5 g。

【用法】将螺丝去壳存肉，放入冰片，取汁涂患处。

三十二、便血灵

【主治】大便下血。

【方药】苦菜 100 g，白茅根 30 g。

【用法】水煎服，每日 1 剂，分 2 次口服。7 日为 1 个疗程。

三十三、止血粉

【主治】便血、溺血、金创出血。

【方药】柽木叶 1000 g，血三七 100 g。

【用法】将上两味药烘干研细末，金创出血可直接撒入伤口。内出血每次 15 g，每日 2 次，温开水吞服。5 日为 1 个疗程。

三十四、湿疹外用方

【主治】湿疹、局限性湿疹。

【方药】苍术 50 g，黄柏 50 g，蛇床子 50 g，滑石粉 50 g，地肤子 50 g，桐油 500 mL。

【用法】将上药除滑石粉外，烘干研细末，放入桐油，在锅中用温火煎熬 15～20 分钟，冷却，加入滑石粉搅匀。外涂患处。

三十五、中耳炎外用方

【主治】中耳炎，耳内流脓水者。

【方药】黄柏 30 g，白及 20 g，冰片 5 g。

【用法】上药共研细末。用棉签将耳内脓水除尽，然后再用棉签蘸药粉送入耳道内，可连续使用。

三十六、葵茶饮

【主治】肌肉收缩性头痛。

【方药】法半夏 10 g，陈皮 10 g，制天南星 8 g，石菖蒲 10 g，炙远志 6 g，枳实 12 g，竹茹 10 g，陈茶叶 10 g，向日葵心 30 g（须刮净去掉内外粗皮后，阴干用之）。

【用法】水煎服，每日 1 剂。分 2 次口服。10 日为 1 个疗程。

三十七、五子补肾丸

【主治】阳痿、早泄。

【方药】补骨脂 300 g，菟丝子 200 g，韭菜子 200 g，女贞子 200 g，桑椹子 200 g。

【用法】研末炼蜜为丸，每次 15 g，每天早晚各服 1 次。

三十八、芎白煎

【主治】额窦炎，前额恶风疼痛者。

【方药】川芎 30 g，白芷 20 g，白芍 20 g，甘草 5 g。

【用法】水煎服，每日 1 剂。分 2 次口服。

三十九、通石壮骨汤

【主治】膝关节骨质退化症（骨质增生）。

【方药】通骨风 50 g，石南藤 50 g，薏苡仁 100 g，黄豆 300 g，猪脚 2 只。

【用法】将猪脚洗净，切成小块，与药物、水和适量食盐炖服。可多次服用。

四十、黑发冲剂

【主治】少年、中年白发。

【方药】制何首乌 50 g，制黄精 500 g，黑芝麻 500 g，女贞子 200 g。

【用法】将上药烘干研粉，每次 15 g（约 1 汤匙），开水冲服，早晚各 1 次，可长期服用。

第四章 用药拾得

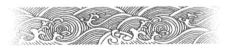

一、麻黄

麻黄味辛、味苦，性温，归肺、膀胱经。功能发汗解表，宣肺平喘，利水消肿。配伍桂枝、杏仁、甘草名麻黄汤治伤寒表实证；伍杏仁、甘草名三拗汤，治风寒所致之咳喘证；伍细辛、甘草等为小青龙汤治寒痰停饮之喘咳；与生姜、白术同用名越婢加术汤治疗水肿兼有表寒的风水证。总之用麻黄组成的方剂几十首，应用于治疗风湿痹痛、风疹及阴疽、痰核等疾病。余用本药治疗一些久治不愈的顽固性疾病，疗效显著。一位患皮肤久痒的男性青年，经省、市、县医院检查为湿疹，用尽各种方法治疗不效，接诊时现皮肤多处呈现片状疹子，奇痒难耐，皮肤干燥，很少汗出，遇风寒冷气更甚，脉浮缓，舌淡红，苔白腻，辨证为寒湿阻滞皮肤腠理。予麻黄 10 g，防风 10 g，白芷 10 g，荆芥 10 g，苍术 10 g，羌活 10 g，甘草 3 g。服 5 剂。全身微微汗出，瘙痒逐渐减轻，守方服 20 余剂痊愈。又治一位小儿，腹泻稀便 2 个月余，经西医输液、抗生素、中药诸如葛根芩连汤、参苓白术散等各种补脾健胃、厚肠止利之品均不效。求余诊时见精神不振，鼻流清涕，稍咳嗽，余均无异常，诊为肺气不宣，风寒下迫大肠所致。予麻黄汤治之，3 剂而愈。因肺开窍于鼻，与大肠相表里，轻微咳嗽为肺气不宣之征，以麻黄汤通宣肺气而收效。诸如喻嘉言治痢，唐容川治血，只要兼有表证者，皆可用麻黄。只要辨证精准，可大胆使用，效果奇特。

二、桂枝

桂枝味辛、甘，性温，归心、肺、膀胱经。功能发汗解肌，温通经脉助阳化气。用于治外感风寒症，伍麻黄治疗表实证，伍白芍治疗表虚证，用于治疗风寒湿痹疼痛如桂枝附子汤等；用于治疗痰饮、积水证如苓桂术甘汤、五苓散等；用于治疗胸痹、心悸如炙甘草汤等。张仲景用桂枝创方几十首皆为治疗伤寒及杂病的有效经方。余用桂枝伍白芍，取桂枝辛温发散，白芍酸寒收敛，相互配合具有一散一收、一动一静，平和调解之功以治疗脏腑气血失和，枢机升降失调的内科杂病，每获良效。用于治疗因脾胃不和，症见脘腹痞张，恶心干呕，心中隐隐作痛，肠鸣下利等，合入半夏泻心汤治之；用于妇人月经或前或后，胸腹疼痛，胸胁不舒者，可合入柴胡疏肝散治之；用于小儿腹痛隐隐，上吐下泻，或泻下蛋花水样便合入五味异功散治之；用于外则自汗恶风，内则五心烦热，失眠多梦，伍酸枣仁、炙远志、煅龙骨、煅牡蛎等治之；均获满意疗效。

三、羌活

羌活味辛苦，性温，归膀胱、肝经。功能祛风散寒，胜湿止痛。适用于风寒表证和风寒湿痹。《本草求真》云："味薄气雄，功尚上升，凡病因于太阳膀胱，而见风趋于颠，发为头痛，并循经脊强而厥。"又《本经》云："身半以上风受之也，身半以下湿受之也。"故上半身之疾病多属风邪引起，而羌活为祛上半身风邪之主药。伍川芎、柴胡、白芍等治疗偏头痛；伍藁本、吴茱萸等治疗巅顶头痛；伍桂枝、葛根等治疗后头项疼痛；伍防风、桂枝等治疗肩颈疼痛；伍防风、白芷、僵蚕等治疗半身不遂，麻木不仁等。凡上半身风病者效果显著。有一例58岁男性患者脑梗死半身瘫痪，口眼歪斜，语謇音暗，经服用补阳还五汤合虫类祛风药物治疗。半身不遂好转，但始终说不出话，求余诊治，于方中加入羌活、防风、制天南星等药，10余剂而语言恢复正常。又1例因感冒引起头痛身困、耳闭而聋的患者，经中西药多法治疗，头痛已止，但仍耳聋，余用羌活胜湿汤加升麻、石菖蒲、北细辛 7 剂而愈。

四、防风

防风味辛甘，性微温。归膀胱、肝、脾经。功能祛风解表，胜湿止痛，止痉止泻。由于其性辛而发散，微温而不燥，气味俱升，功善疗风，有"治风通药"之称。能治风寒感冒引起的头晕头痛身痛等表证和风湿性关节疼痛的痹证。以及因风邪所致的牙关紧闭、口不能张、头项强直、四肢抽搐等症。若用治风寒感冒，恶寒发热，头身疼痛而无汗者常与紫苏、荆芥、白芷同用；若感冒风寒湿邪恶寒发热、肢体酸重而无汗者与独活、羌活、苍术等同用；若因感冒风热之邪发热微恶寒者与金银花、连翘、荆芥、薄荷等同用。用治头风头痛，常伍川芎、细辛、羌活、白芷等药。若治风寒湿痹当配威灵仙、独活、秦艽、羌活等药。用于破伤风及小儿惊风等与天南星、白附子、僵蚕、全蝎、蜈蚣等祛风解痉药同用。若动则汗出，容易感冒风寒者与黄芪、白术、大枣合用。

除上述作用外，余常用于调理肝脾，取其色黄入脾、治风入肝之性。症见脘痞腹胀，胸胁胀痛，嗳气吐酸等。于香砂六君子汤中加入防风，效果显著。又如妇人因肝郁脾虚引起的月经或前或后，量多色淡伴少腹胸胁乳房胀痛，纳食呆滞者，将防风加入柴胡疏肝散中治疗，其效尤佳。又如每因感冒风寒而引起的腹胀腹痛，腹泻者伍白术、白芍、陈皮、甘草投之立效。另外与槐花、炒地榆等药合用可用于肠风下血。

五、白芷

白芷味辛，性温。归肺、胃经。是阳明引经药。辛温燥散，芳香走窜，其性上达，能解表散寒、祛风止痛、宣通鼻窍。善治风寒侵犯阳明经引起的头额作痛及鼻渊头痛，是风寒感冒的常用药。又能祛风除湿止痒，治皮肤风湿瘙痒，并能燥湿止带，治带下过多症，此外还有活血排脓的作用，为治痈疽疮毒、乳痈肿痛等症的常用药。

余用白芷，加入玉屏风散治疗过敏性鼻炎多例每获良效，如1例14岁男性学生，患过敏性鼻炎多年，每遇气候变冷，出现前额晕痛，鼻塞、鼻痒、流清涕、喷嚏不止。服用过许多中西药物效果不佳。严重时兼服"扑尔敏"等抗过敏西药，但服药后精神不振，影响学习，遂求余治之：黄芪 30 g，防风 10 g，白术 10 g，白芷 20 g，蝉蜕 5 g，生姜 3 片，大枣 5 枚，甘草 3 g。连服 30 余剂而愈。又用于治疗泪囊炎，对遇冷风流泪，或每过霜降节后流泪更甚者，用白芷、细辛加入玉屏风散治之效果甚佳。再是五味消毒饮合三黄汤加入白芷治疗痤疮；另外用猪脑髓，加入白芷（研粉）30 g，蒸熟服用治疗眩晕等均效果显著。

六、葛根

葛根味甘、辛，性凉。归脾胃经。功能散表解肌，退热透疹，升阳止泻。常用于外感表证。风寒束表者葛根汤，风热犯表者如柴葛解肌汤。用于治疗消渴证如玉泉丸，用于治热泄热痢如葛根芩连汤，用于治疗脾虚泄泻如七味白术散等。

除用于治疗上述疾病外，余常用于治疗心脑血管疾病。配伍当归、赤芍、红花、川芎、丹参、延胡索、蒲黄、五灵脂等药治疗因气滞血瘀所致的冠心病；伍黄芪、当归、白芍、丹参、川芎、水蛭、羌活、桂枝等治疗颈动脉斑块形成；伍麻黄、白果、紫苏子、葶苈子、莱菔子、桔梗、杏仁、桃仁等治疗肺源性心脏病；伍鬼箭羽、三七、红花、丹参、牛膝等治疗下肢静脉曲张等，均取得显著疗效。其剂量每剂为 30～50 g。如 1 例 45 岁女性患者，同时患糖尿病、原发性高血压、冠心病、腔隙性脑梗死等病，予葛根 50 g，丹参 30 g，滇三七 3 g，水蛭 7 g，银杏叶 10 g，玉米须 20 g。每日 1 剂，连服 5 个月，血糖由原来 9.4 mmol/L 降至 7 mmol/L 左右。血压维持在 130/70 mmHg，冠心病症状减轻，脑梗死病灶缩小。

七、黄连

黄连味苦，性寒。归心、脾、胃、胆、大肠经。苦能燥湿，寒能清热，故本品功善清热燥湿泻火。可治心火亢盛的心烦不眠和热病烦躁及神昏谵语；又能清热明目，治疗目赤肿痛；还能清泻胃肠湿热，增强胃肠功能而止湿热泻痢。

用本品配伍的常用方剂有：用于治疗高热神昏、热病烦躁的黄连解毒汤；用于治疗阴虚火旺、心烦失眠的黄连阿胶汤；用于心火内炽血热衄血的泻心汤；用于湿热下利兼有表证的葛根芩连汤；用于热毒血痢的白头翁汤及因肝火犯胃，呕吐吞酸的左金丸等。

因心有主神明、藏神的功能，凡因心火，不论虚火实火引起的精神、情志方面的疾病，皆可用本品治之，如心悸怔忡，失眠多梦的心血管神经官能症，伍酸枣仁、远志、茯神等；又如妇人更年期综合征见间歇性潮热，汗出心悸，烦躁，失眠，健忘者伍青蒿、银柴胡、知母、地骨皮、酸枣仁、煅龙骨、煅牡蛎等；对心烦不安，睡卧不宁，噩梦呓语，或起床胡乱走动而不自觉的夜游症者伍柏子仁、麦冬、五味子、朱砂、琥珀等；均获显著疗效。另外黄连伍灯芯草、生石膏治小儿流涎，伍车前草、木通治尿道感染。伍马齿苋、马鞭草治急性菌痢，效果亦佳。用黄连适量，放入乳汁中蒸煮，去渣取汁点眼，治疗眼角膜炎、结膜炎、砂眼，效果亦佳。

八、栀子

栀子味苦，性寒，归心、肺、胃、三焦经。本品苦寒清降，既清气分之火，又解血分之热。善于清泻火热，能除胸中郁热的心烦不安。又能凉血止血，治疗血热妄行的吐血，衄血等出血症。还能清利湿热，治疗诸淋证及黄疸等病症。合黄芩可降上焦之火，伍黄连能泻中焦之火，配黄柏能清下焦之火，故栀子可清三焦火热。

余以栀子干姜汤辛开苦降之义用来治疗胆胃疾病颇有收获。伍黄连、山茱萸、蒲公英、法半夏、连翘、金银花、赤芍等用于治疗反流性食管炎，症见咽喉至胃脘部灼热，疼痛，口干口苦者；伍黄连、金银花、连翘、蒲公英、干姜等治疗因湿热引起的慢性浅表性胃炎，及由幽门螺旋杆菌引起的胃及十二指肠溃疡；伍三七、炒地榆、炒蒲黄、白茅根、炮姜等治疗上消化道出血；伍柴胡、山茱萸、黄芩、郁金、枳壳、川楝子等治疗急性胆囊炎；伍黄连、茵陈、丹参、赤芍、郁金、砂仁等治疗慢性胰腺炎。另外用生栀子捣碎加白酒调匀敷患处可治疗跌打损伤至软组织挫伤者；用生栀子、苦菜、白茅根水煎口服可治疗肠风下血（包括内、外痔疮出血）均疗效显著。

九、金银花

金银花味甘，性寒。归肺、心、胃经。功能清热解毒，疏散风热。擅长治疗痈肿疮毒，初起未化脓时可以消肿；已成脓时可以托毒排脓，促使早日溃破。此外还能疏风散热，用于治疗外感风热或温病。

余取其平和清热之性配伍各种不同性味的药物治疗风热、湿热、温热、燥热之病每获良效。如伍连翘、荆芥、薄荷、牛蒡子、桔梗、芦根等治疗感冒风热或温病初起之发热，咳嗽，咽痛等症；伍苍术、黄柏、薏苡仁、汉防己、海桐皮等治疗因湿热引起的四肢关节红肿热痛之痹证；伍苍术、黄柏、苦参、蒺藜、白鲜皮、地肤子等治疗皮肤湿疹；伍连翘、知母、黄柏、苍术、炒栀子、白鸡冠花等治疗妇女因湿热下注引起的妇人带证；伍连翘、黄芩、黄连、栀子、淡竹叶等治疗高热、烦渴、目赤溲黄的温热证；伍生地黄、玄参、麦冬、玉竹、沙参等治疗干咳、口渴、皮肤干燥、便秘等燥热证。此外还用本品伍玄参、麦冬煎水长期当茶饮治疗慢性咽喉炎；伍人参叶、枸杞子开水泡后当茶饮治疗糖尿病；伍鱼腥草、蒲公英水煎当茶饮治疗肺脓疡；伍车前草、赤茯苓煎水当茶饮治疗肾盂肾炎等疾病均有明显疗效。

十、山慈菇

山慈菇味苦，微辛，性凉。归肝脾经。功能清热解毒、消痈散结。辛能解结，苦寒清泻，凡疗疮肿毒、痈疽恶疮和皮肤风疹以及毒蛇咬伤等，外敷内服均有效。

《本草新编》云：山慈菇，玉枢丹中为君，可治怪病。大约怪病多起于痰，山慈菇正消痰之药，治痰而怪病自除也。根据此说余用本品治疗因痰核气结引起的疾病均获良效。用本品合柴胡、白芍、鳖甲、甲珠、丹参、郁金、青皮等药治愈早、中期肝硬化多例。在此基础上加入黄芪、太子参、三棱、莪术、槟榔、土鳖虫等治疗7例不能接受手术及放、化疗的晚期肝癌患者，存活3～7年不等。配伍柴胡、赤芍、郁金、丹参、蒲公英、青皮等治疗乳腺增生及乳腺纤维瘤；伍昆布、海藻、浮海石、桔梗、柴胡、黄芩等治疗甲状腺瘤；伍浙贝母、夏枯草、玄参、麦冬、知母等治疗颈、腋窝淋巴结肿大及结核；伍金银花、白花蛇舌草、蒲公英、墨旱莲、贝母、百部、黄芩、桑白皮等治肺部结节及肺癌等。本品最大内服剂量不能超过 15 g，大量久服可引起肠胃道不良反应，须加入护胃之品。

十一、苍术

苍术味辛、苦，性温。归脾、胃、肝经。功能燥湿健脾、祛风、除湿、解表、明目。用于治疗湿阻脾胃，脘闷呕恶，吐泻不食等症，常与厚朴、陈皮、半夏、茯苓同用。用于治疗外感风寒湿邪，症见身重疼痛，恶风发热者，常与羌活、独活、防风、紫苏同用。用于治疗风寒湿痹，关节酸痛，常与防风、桂枝、威灵仙、羌活、独活同用。用于治疗湿热下注，足膝肿痛或痿软无力，以及带下秽浊，又常与薏苡仁、黄柏、牛膝等同用。

余认为苍术既能治疗因湿邪侵袭机体之外湿，又能治疗因脾虚失运引起水饮内停之内湿，所以为治湿之主药，如自创之苍竹降糖饮中重用苍术、玉竹，取其苍术之燥，胜湿以促脾运，玉竹之润，生津以养胃阴；脾运健，胃阴充则中枢升降出入平衡，血糖自降。又如在杞菊地黄丸中加入苍术治疗夜盲及视力减退。伍苦参、蛇床子、艾叶煎水洗患处治疗下阴湿痒；伍艾叶、硫磺、黄金叶燃烟火可以进行空气消毒，以防疫疠毒气。

十二、柴胡

柴胡味苦、辛，性微寒。归肝、胆、脾、胃经。功能和解退热，疏肝解郁，升阳举气。用本品为主组成的重要方剂有：用于治疗邪在少阳往来寒热的小柴胡汤；用于治疗肝郁气滞、月经失调的逍遥散；用于治疗肝胆实热、口苦胁痛的龙胆泻肝汤；用于治疗气虚下陷、内脏下垂的补中益气汤等。

由于柴胡有和解退热之功能，余常用于外感疾病。若感受风热之邪，见微恶寒、发热、咳嗽咽痛等症者，于银翘散中加柴胡、葛根效果更佳；若风寒感冒，见恶寒重，发热轻，头身疼痛等症者，常用的荆防败毒散中用柴胡其意明显。无论夏暑秋燥均可加入柴胡、葛根，故为四时感冒常用药。此外余自拟的柴味降酶饮由柴胡、五味子、白芍、金银花、板蓝根、木通、茯苓、泽泻等药物组成，对降低因肝病引起的谷丙、谷草转氨酶升高的疗效显著。或在玉屏风散中加入柴胡、党参、红枣可防止感冒，提高机体免疫力。

十三、升麻

升麻味甘辛，性微寒。归肺、脾、胃、大肠经。功能发表透疹，清热解毒，升举阳气。本品辛能升散，甘寒泻热，有清胃火解热毒的作用，并能引清阳之气上升，为升阳举陷的要药。还可以用于外感表证，麻疹不透，热病发斑等。

用本品合导赤散治疗口腔炎，合五味消毒饮治疗头面部湿疹热毒、痤疮；合龙胆泻肝汤治疗目赤热痛；伍玄参、麦冬、桔梗、豆根、射干等治疗急性咽喉炎；伍生地黄、石膏、牛膝等治疗牙龈肿痛；伍黄柏、黄芩、菊花、金银花、蝉蜕、连翘、天花粉治疗头皮疖肿疔疮等凡属风热、风火、风毒上攻头面部之疾病，效果甚佳。此外，余自创的芪麻降压饮由黄芪 20 g，升麻 10 g，罗布麻 15 g，天麻 7 g，煎水服，日 1 剂。对某些各种降压西药过敏及效果不佳的高血压患者治疗 10 余例，均获奇效。

十四、当归

当归味甘、辛，性温。归肝、心、脾经。功能补血活血，调经止痛，润肠通便。当归甘温补血力强，向来用作补血的要药，可扶助虚衰，补益亏损，治血虚亏损诸症。其辛能行散，甘能补益，能逐瘀血、生新血，调经脉，为妇人调经及血分诸症之主药。以本品为主组成的四物汤为治血病，特别是一切妇科疾病的基本方，临床应用相当广泛。

余在临床中常用于治疗痛证。治疗妇人痛经属血瘀者常配伍赤芍、桃仁、丹参、延胡索、川芎等；属气滞者伍柴胡、白芍、青皮、香附、木香、槟榔等；属寒凝者伍附子、干姜、肉桂、山茱萸、小茴等；属热壅者伍黄芩、炒栀子、连翘、牡丹皮、川楝子等；属气血虚者伍黄芪、党参、白术、熟地黄、枸杞子等。治虚寒腹痛加入小建中汤；治虚寒胃脘痛者加入香砂六君子汤；治胸闷胸痛者加入丹参饮或瓜蒌薤白汤；治瘀阻心脉之心绞痛（真心痛）者加入失笑散。治风寒湿痹疼痛，伍羌活、防风、桂枝、威灵仙、乌头、苍术、秦艽等；治疗热痹，伍苍术、黄柏、忍冬藤、水桑枝、海桐皮、木通等。自拟痛风平：当归 20 g，苍术 10 g，知母 15 g，土茯苓 15 g，百合 15 g，忍冬藤 15 g，甘草 5 g。水煎，每日 1 剂。30 日为 1 个疗程。治疗痛风 60 余例，轻症 1 个疗程，重症 2~4 个疗程，均疼痛消退，血尿酸降至正常。有 2~5 年未复发，其中稍有复发者均与饮啤酒、食海鲜有关。

十五、黄芪

黄芪味甘，性微温。归脾、肺经。功能补气升阳，益卫固表，托疮生肌，利尿消肿。因其味甘气温，甘补温升，故为补气升阳之要药。卫气虚则肌表不固，本品能补肺固卫，常用于卫表不固的自汗，若阴虚盗汗者也可应用。气旺则血足，所以又能补气补血，治疗因气血亏虚引起的各种疾病，尤以因气虚无力托毒排脓或不易收口生肌的痈疽疮疡等外症。此外还有升举中气和利尿消肿的作用，可用于中气下陷的脱肛、子宫下垂及虚性的水肿等。

余用大剂量黄芪治疗妇科病，如治妇女崩漏，用黄芪 50 g，伍党参、当归、白芍、白术、酸枣仁、炒地榆、炒蒲黄、炮姜、炙甘草治妇女功能失调性子宫出血；伍生地黄、牡丹皮、炒栀子、黄柏、知母、益母草、茜草、焦山楂、仙鹤草治疗子宫内膜炎。又如治妇女带下，伍金银花、连翘、蒲公英、黄柏、知母、天花粉、苦参、茯苓、薏苡仁等治疗因湿热引起的宫颈炎、宫颈糜烂；伍金银花、连翘、蒲公英、半枝莲、白花蛇舌草、山慈菇、重楼、白鸡冠花、凤尾草、蓝菊花、白人参、枸杞子、山药等治疗宫颈癌。另外，用黄芪 50 g 伍茯苓、泽泻、木通、车前子、玄参、麦冬、生地黄、黄柏、知母、炒栀子、瞿麦、萹蓄等治疗慢性肾盂肾炎；伍党参、山药、白术、猪苓、茯苓、虎杖、板蓝根、灵芝、甘草等治疗乙型肝炎；伍王不留行、冬葵子、茯苓、泽泻、车前子、知母、玄参、生地黄、丹参、隔山消、蒲公英等治疗前列腺增生等病，均获良效。还用大剂量黄芪伍龙骨、牡蛎、枸杞子、淫羊藿、黄精、桑椹、鹿茸蜜丸治疗少年发育不良、身材矮小。服用 1 年后身高、体重增加。如李某，男，15岁，学生。身高 1.35 m，体重 32.5 kg。服上方 1 年后，身高增至 1.65 m，体重增至 48 kg。

十六、川乌

川乌味辛苦，性热，有大毒。归心、肝、肾、脾经。功能祛风除湿，温经止痛。本品大辛大热，搜入骨之风寒，驱侵筋之冷积，为治疗风寒湿痹之佳品。

用本品伍当归、赤芍、红花、川芎、独活、桂枝、牛膝、蜈蚣、寻骨风、北细辛、威灵仙、延胡索等治疗腰椎间盘突出、腰椎骨质增生所引起的腰腿痛，特别是坐骨神经痛；伍当归、白芍、川芎、桂枝、蜈蚣、羌活、防风、片姜黄、秦艽、桑枝、葛根等治疗颈椎间盘突出、颈椎骨质增生引起的颈项强直、肩、肘关节及肩胛神经疼痛。伍当归、赤芍、红花、川芎、羌活、独活、防风、桂枝、秦艽、蜈蚣、地龙等治疗脑梗死引起的偏瘫、肢体麻木不仁等后遗症；伍川芎、细辛、僵蚕、柴胡、白芍、丹参等治疗因风寒阻络引起的三叉神经痛（偏头痛）；伍山茱萸、小茴、肉桂、木香等治疗寒疝疼痛；伍牛膝、麻黄、白芥子、山木通、松节、五加皮、寻骨风等治疗膝关节炎所致的肿胀及积液（鹤膝风）。伍苍术、黄柏、生地黄、知母、赤茯苓、木通、当归、赤芍、乳香、没药等治疗痛风性关节炎 58 例，总有效率 96.4%，治愈率 35.3%。伍草乌、羌活、防风、桂枝、独活、知母、蜈蚣、乌梢蛇、当归、白芍、生地黄、玄参、生石膏、鸡血藤、寻骨风、海风藤等治疗类风湿关节炎，效果颇佳。

本品为治疗风寒湿痹疼痛之常用药，临床只要辨证准确，用之效果的确明显。由于毒性较大，一般用制川乌，剂量可控制在 5～10 g。对个别重症可加大到 15 g。首先从小剂量开始，可视病情逐渐增大。

十七、木香

木香味辛苦，性温。归脾、胃、大肠、胆经。功能行气止痛，健脾消食。本品辛散温通，能驱散腹中寒气，畅通胃中滞气，可治中焦气滞的脘腹胀痛、食欲不振和痢疾的里急后重等症。还有行肝气，理肺气的功效，堪称疏理气机之要药。

用本品为主组成的方剂有用于治疗湿热泻痢的香连丸；用于治疗食积泻痢的木香槟榔丸；用于治疗中虚气滞、脾胃不和的香砂六君子汤；用于治疗食积不消，脘腹胀痛的香砂枳术丸等。

《本草纲目》云："木香乃三焦气分之药能升降诸气。"本品合升提药则理气升气，合降下药则理气降气。合入补中益气汤中能加强升提脾肺气虚下陷之功，合入大、小承气汤中可加强降泄气滞积聚之功。故通治三焦气滞，尤以中焦为重，凡属中焦气滞所引起的脘腹痞胀、胸胁胀痛皆可用之。正如《本草求真》所言："中宽则上下皆通，是以号为三焦宣滞要剂。"

《药性歌括四百味》云："木香微温，散滞和胃，诸风能调，行肝泻肺。"常用于肝气郁滞及肺气壅滞不降者，症见咳嗽、气喘、胸闷、脘痞者，可在三拗汤合三子养亲汤中配伍木香，有利于肃肺下气；哮喘倚息抬肩者，可在定喘汤中加入本品，助力宣肺降逆；咯血兼口苦口干、胸胁胀满属木火刑金者在咳血方中加入柴胡、青黛的基础上再加入本品更有助于疏肝泻肺。此外，在治疗肺肾阴虚的方药中加入本品为佐，可防止滋腻之品阻碍脾胃气机，影响纳食。由于本品性味辛温，行气力强，常用剂量为5～7 g。不可重用，以免耗气动气。

十八、砂仁

砂仁味辛，性温。归脾、胃、肾经。功能化湿行气、温中止泻、安胎。为辛温芳香之品，能化湿开胃，和中止呕，善行脾胃气滞，能增进食欲，适用于寒湿中阻、脾胃气滞、胃口不开以及消化不良的呕吐泻泄。还能适用于妇人因气滞不得流通的胎动不安。

以本品为首组成的香砂枳术丸，用于治疗脾胃气滞，食积不消；香砂六君子汤用于脾胃虚寒，呕吐泻泄，消化不良等。

《杂病病机赋》云："砂仁香附，女人之至宝，肉桂苁蓉，男人之佳珍。"根据此义，余常用本品治疗妇科疾病；用于治疗妊娠恶阻，伍藿香、党参、白术、茯苓、法半夏、陈皮、生姜、大枣等；治疗胎动不安，伍当归、白芍、川芎、寄生、续断、杜仲、木香、白术、香附、陈皮等；治胎漏（先兆流产），伍黄芪、党参、白术、当归、白芍、川芎、阿胶、艾叶等；治妇人崩漏属心脾气虚者（宫血），伍黄芪、党参、白术、当归、茯苓、酸枣仁、远志、炒地榆、蒲黄炭、姜炭、炒益母草等；治妇人带下属脾肾气虚者（慢性宫颈炎、盆腔炎），伍黄芪、党参、白术、茯苓、陈皮、山药、扁豆、熟地黄、泽泻、墨旱莲等。伍当归、白芍、川芎、香附、柴胡、延胡索、肉桂、小茴、吴茱萸、丹参治疗少女经前小腹冷痛、乳房胸胁胀痛、四肢不温、脘痞、呕恶、厌食等症的痛经30余例，均获良好效果。

十九、蜈蚣

蜈蚣味辛，性温，有毒。归肝经。功能熄风镇痉，攻毒散结，通络止痛。本品性味辛温，有除风邪、止痉挛的功效，可治小儿惊风和破伤风的痉挛抽搐、口不能张、项背强直等症。还有解疮毒、蛇毒的作用，能治疗毒蛇咬伤和恶疮肿毒。

本品性善走窜，有较强的通络止痛作用，用于治风湿顽痹和各种顽固性疼痛。治疗原发性、继发性坐骨神经痛可配伍当归、白芍、川芎、川乌、独活、桂枝、鸡血藤、寻骨风、豨莶草等；治疗肩胛神经痛无论是由风寒湿邪痹阻或因颈椎骨质增生、颈椎间盘突出所引起者，可配伍当归、白芍、川芎、羌活、防风、桂枝、川乌、片姜黄、秦艽、鸡血藤、寻骨风、海风藤等；治疗三叉神经痛由风寒痹阻引起者可伍制川乌、柴胡、白芍、当归、川芎、北细辛、防风、羌活、白芷、钩藤等；治疗面神经瘫痪、口眼歪斜者，可伍僵蚕、全蝎、羌胡、防风、钩藤、归尾、赤芍、红花等；治疗中风（充血性、缺血性）后遗症之半身瘫痪、麻木不仁等症；在补阳还五汤、顺风匀气汤、大秦艽汤、活络丹、小续命汤诸方中加入本品，效果更佳。此外还以本品为主自创的定痛汤治疗血管性头痛68例，总有效率93%，其中痊愈率48.7%。由蜈蚣1条，当归尾10 g，赤芍15 g，川红花7 g，川芎 12 g，丹参 15 g，牛膝 10 g，生地黄 15 g，延胡索 12 g，柴胡 10 g，菊花 10 g，钩藤 15 g，天麻 7 g，甘草 5 g 组成。典型病例如张某某，女，38 岁，农民。患者左侧头痛 7 个月余，加重 2 个月就诊。患者于 7 个月前出现左侧头部疼痛。时轻时重，痛时类似触电，固定不移，西医检查未发现具体病灶，诊为血管神经性头痛，曾服多种药物，痛不见解，近 2 个月来病情加重，疼痛频作，以左侧太阳穴处更甚。投定痛汤 10 剂，痛止，继服 10 剂痊愈。

二十、延胡索

延胡索味辛、苦，性温。归心、肝、脾经。功能行气、活血止痛。本品又名玄胡、元胡。辛散苦泄，善能行滞去阻，温通气血，有行气活血，散瘀止痛的作用。古人以本品为主组成的主要方剂有用于治疗气滞血瘀的胃脘疼痛的金铃子散，有治疗真心痛的宽胸丸，有治疗经闭癥瘕、产后瘀阻的延胡索散等。

《本草纲目》云：“延胡索，能行血中气滞，气中血滞，故专治一身上下诸痛。”因此，余将本品广泛用于对痛症的治疗。治疗风寒湿痹疼痛在各个治痹方中均可加入延胡索、威灵仙。治胸胁（背）胀痛、刺痛、窜通（肋间神经痛）等症，可伍当归尾、赤芍、川红花、川芎、柴胡、郁金、木香、枳壳、槟榔；治疗脘腹胀痛或刺痛（急慢性胃炎、胃溃疡、胆囊炎等），可伍木香、砂仁、厚朴、大腹皮、枳壳、丹参、黄连、甘草；治疗胸痛彻背，唇绀肢冷的真心痛（冠心病、心绞痛），可伍桂枝、白芍、花椒、丹参、檀香、附子、干姜；治疗肠疝（腹股沟斜疝）疼痛，可伍山茱萸、肉桂、台乌、川楝子、小茴、木香等；治疗诸跌打损伤疼痛在桃红四物汤、血府逐瘀汤、复元活血汤等方中加入延胡索、乳香、没药效果尤佳；治疗诸头痛（三叉神经痛、血管神经性头痛、肌肉紧张性头痛等），不论属风、寒、湿、火及瘀血、痰浊等原因引起者均可加入延胡索、川芎；治疗妇人痛经因寒凝胞络症见月经推迟、小腹绞痛、喜热喜按者，可用延胡索、肉桂、当归、白芍、小茴、山茱萸、香附、附子、干姜等；因瘀热结于肝络症见月经提前，色黑或呈瘀块，小腹热痛或刺痛拒按，或牵引胸胁乳房胀痛者可用延胡索、归尾、赤芍、川芎、柴胡、郁金、青皮、栀子、益母草、泽兰、木香等。尤其是用于治疗癌症疼痛，在各种镇痛镇静药失效的情况下，用延胡索30 g，乳香 10 g，没药 10 g，公丁香 10 g，滇三七粉 3 g，白芍30 g，甘草 7 g，水煎口服，止痛效果明显。

第五章 医论拾微

一、谈谈肾藏志、恐伤肾的临床意义

肾除具有藏精、主水等主要作用外，在人的思维以及精神神志方面也起着非常重要的作用。现根据临床实践，谈谈自己对这方面的认识与体会：

（一）关于肾藏志

《素问·调经论》云："肾藏志。""志"字在这里的涵义有二：一则是有专意不移的意思，指人们对办好某一项事业的志气、志向以及抱负等；一则是"志"在古代与"誌"相通，系指人的记忆力而言，即《灵枢·本神篇》所云："心之所忆谓之意，意之所存谓之志"的意义。总之，这两种涵义均属于人的精神思维活动范畴，归脑所主。这种精神思维活动作为脑的功能，祖国医学历来就有明确的认识与记载，如《素问·脉要精微论》云："头者精明之府。"《本草纲目》亦云："脑为元神之府。"清代王清任、汪昂等更明确地指出"人之记性，皆在脑中"。《春秋元命苞》认为："人精在脑。""头者神所居。"既然古人已知道精神思维活动归脑所主，而何言肾以藏志呢？笔者认为言肾藏志的理论根据有二：一是因为祖国医学理论是以脏腑学说为中心的。认为整个机体的生理活动，均是靠脏腑的功能来完成的，所以无疑地就将脑的功能归属于脏腑了；二是肾有主骨、生髓，通于脑的功能，肾精是生长骨髓的物质基础，髓藏于骨腔之中，聚而上通于脑。所以说"脑为髓之海""诸髓者皆属于脑。"故此志在脑中的存在与肾精有着密切的关联，很可能肾精就是构成志的物质因素。正如《灵枢·本神篇》所云："肾藏精，精舍志。"临床上遇到一些有关"志"的精神情志方面的疾病，采取补益肾精的方法进行治疗，往往能收到很好的效果。例如：

周某某，女，16 岁，中学生。素禀体弱，经常食欲不振，胃纳不佳，食量每餐约 1～2 g。常感头目昏花，肢体倦怠，失眠多梦，怔忡健忘。自入中学后，因记忆力差，成绩不良，整天唉声叹气，认为前途渺茫，恨自己体弱无能，有自暴自弃之感，每与同学相谈，逐露厌世之意，经学校发觉，劝其休学治疗，遂求医于余。见其面色㿠白，身体羸弱，精神抑郁，沉默寡言，年已青春，月事未行。其脉短细，尤以两尺为甚，舌淡苔少。脉症互参，实为肾脾两虚，精髓不足，志无所舍。经云："精不足者补之以味。"以龟鹿二仙胶方加味治之：龟甲胶 10 g，鹿胶 10 g，熟地黄 12 g，枸杞子 12 g，女贞子 15 g，菟丝子 10 g，补骨脂 10 g，党参 12 g，山药 15 g。服十余剂后觉精神好转，食欲增强，食量亦增。以本方加减连进 30 余剂，诸症好转，后改汤为丸。半年后月经来潮，精神振奋，次年复学，直至高中毕业，现任民办教师。

按 此为先天禀赋不足，后天失于调养。先后天不能互资，致精髓亏虚，志无所舍，记忆力不强，意志衰颓，终至少年而有厌生之感。治疗以血肉有情之品的龟鹿填精益髓，熟地黄、枸杞子、女贞子等滋补肾阴，补骨脂、菟丝子等温补肾阳，党参、山药补脾益气，使先后天互资，肾气徒增，精髓自生。精足则志有所舍，故病自愈。

（二）关于恐伤肾

"恐"者，即心中畏惧不安。亦属精神情志范畴。《素问·阴阳应象大论》云："恐伤肾。"对恐伤肾的实际意义要从以下两个方面来进行理解：

1. 恐易伤身 人的情志在肌体的正常调节下，随着外在环境各种条件的刺激而产生的种种反应性活动，一般都属于正常的生理现象。激烈的情志波动，则能影响人体脏腑气血的正常功能而产生疾病。所谓肾在志为恐，即指在一般的情况下，对来自外界的某种刺激而产生的恐惧状态为肾作出的正常反应，而这种刺激超过了一般的程度，如大惊卒恐或持续的恐惧都可以反过来损伤肾气。如：

李某某，女，37岁，教师。一日进卧室就寝，见床上一只死鼠，突然大叫一声，卒倒于地，昏迷不醒，后经其他教师设法救醒，便经常觉头晕目眩，夜梦不安，只要看见死鼠，或听人言死鼠，立即昏倒于地。渐渐身体羸瘦、腰膝酸软，五心烦热，怔忡健忘。曾以"癔病"多次住院治疗，服中西药效果不佳，遂求余治疗。见脉微细而数，舌淡红、苔少。据其病史，乃大惊卒恐，损伤肾气所致，拟地黄汤合二至丸加减治之：熟地黄 15 g，山药 15 g，山茱萸 10 g，牡丹皮 10 g，泽泻 12 g，茯苓 12 g，女贞子 15 g，墨旱莲 30 g，紫河车（焙干研粉）10 g。以本方为主稍作加减，连服四十余剂，诸症消除，亦不再恐死鼠。

按 大惊卒恐伤肾，至肾阴虚损，不能上行以养心神和肝血，使神无所舍，魂无所居、故出现善恐、夜梦、怔忡、健忘、烦热等症，用地黄汤养肝肾之阴；女贞子、墨旱莲养肾补肝，安心定神；加紫河车补血生精。使肾气通和，上奉肝心，神魂安定则恐自除。

2. **肾虚易恐** 前面已论述了外在环境的刺激，能影响内在脏腑气血正常功能而发生疾病。如大惊卒恐，损伤肾的精气而使肾受病。同样，内在脏腑气血的病变，也影响到情志的异常。肾气虚弱，肾精不足，常易产生恐惧。但是《灵枢·本神篇》云："肝气虚则恐。"既云肝气虚则恐，今又何言肾虚易恐呢？殊不知肝乃"将军之官"，其性刚强。若肝气不足，失其刚强之性，则使人恐惧胆怯。然而，肝的不足，其本在肾，乃是由于肾精不足，不能濡养肝血（即水不涵木）所致，所以肾虚的人，就容易产生恐惧。正如《灵枢·本神篇》所云："肾，足少阴也……气不足则善恐，心惕惕，如人将捕之。"如小儿与老年人在肾气未充或肾气衰弱的时候，因受某种原因而产生恐惧时，常小便失禁，自行流出，即所谓恐则气下。尤其是中年人，当肾气衰弱而出现某些生理功能的早衰时，对死亡甚为恐惧。此时治疗上只要补益肾气，控制早衰，则患者恐惧自除。例：

张某某，男，35岁，工人。因近年来身体逐渐消瘦，面色少华，精神不振，多梦遗精，自汗盗汗，头发斑白，视力减退，牙齿浮动，自觉早衰，甚恐死亡，遂心灰意懒，经常请病假，出勤很少，其脉虚弱，以两尺为甚，舌质淡红，苔少，此因肾阴肾阳两虚，精气不足所致，以还少丹加减治之：熟地黄 15 g，山药 15 g，山茱萸 10 g，牛膝 10 g，杜仲 12 g，肉苁蓉 12 g，枳实 15 g，巴戟天 12 g，枸杞子 12 g，白芍 12 g，茯神 12 g，远志 6 g。上方服 60 余剂，汤丸并进，并嘱远房帏，寡欲念，终于须发转黑，目明齿固，精神振奋，转恐为安，恢复了正常工作能力。

按 由于肾阴肾阳不足，精气亏损，出现早衰，恐从内生。用熟地黄、牛膝、枸杞子、白芍及山药、山茱萸等补阴滋水，杜仲、肉苁蓉、枳实、巴戟天等壮阳助火，远志、茯神交通心肾，阴阳两调，水火互济则肾气充盛，生机旺而恐自除。

本文根据临床实践，着重对肾藏志、肾病恐进行了讨论，并结合前人的有关论述，对肾在人的精神情志方面的特殊作用，谈了一些肤浅的认识，错误和不当之处，敬希同道批评指正。

二、谈谈肾与五脏的关系

人是一个有机的整体。机体的正常生理活动不但与外界自然环境的关系相当密切，而且在自身的生理过程中，内在的脏与脏，腑与腑以及脏与腑之间亦有着非常密切的关系，各个脏器都不能孤立地单独存在。虽然每个脏器担负着各自不同的生理功能，但彼此之间是互相联系，相互依存，相互促进，相互制约的，这就是说它们之间处于对立统一的关系，就是这种关系才保证了机体的相对平衡。如果在发生病理变化的时候，它们之间则又可互相影响。所以在研究脏腑的生理功能和病理变化及其传变的规律时，应从对立统一的观点去认识它。现试从生理、病理上将肾与心肝脾肺等脏的关系进行分析探讨如下：

（一）肾之与心，上下交通，水火相制

肾在脏属阴，心在脏属阳；肾位下焦，心居上焦。在五行的归类属性中，肾属水，心属火，水火是互相对立的，水能克火，火能制水，它们之间既互相资生又互相制约，形成一个相对平衡的局面。在正常情况下，心阳下至肾以资助肾阳，肾阴上至心以涵养心阴。心火在肾阴制约下可温泽肢体百骸；肾水在心火制约下可濡养脏腑内外，这就是所谓"心肾相交"或"水火互济"。在病理情况下，若肾阳虚弱不能化水，水邪泛滥，上逆凌心，悔及心阳，临床可见水肿并发心悸怔忡，这种病称"水气凌心"。若肾阴虚损，肾水不足则引起心火偏盛而发生失眠多梦、神倦、记忆力减退、心悸心烦、咽干口燥、遗精、腰膝酸软等症，临床常称为"心肾不交"或"水火不济"。故肾虚水泛与肾水不足都能影响到心得功能。

（二）肾之与肺，水气蒸腾，升降相宜

《灵枢·本输篇》云："肾上连肺。"这就说明了肾肺有着直接的关系。肾与肺的关系主要表现在水液的代谢和呼吸两个方面。

在水液代谢方面，肺主通调水道，肾主开阖，肺主一身之气，肾主一身之水，水液必须经肺气的宣降，才能达到全身各个组织器官并下到膀胱。但肺气的宣化又必须赖肾阳的推动，所以肺肾两得是完成水液代谢的重要条件，故称肺为水之上源。如水肿病的"寒水射肺"症常是肾肺同病。《素问·水热穴论》云："故水病下为胕肿、大腹，上为喘呼不得卧着，标本为病。"又云："其本在肾，其末在肺，皆积水也。"说明水液停积，形成腹水胕肿是肾功能减退致患水病的根本。水邪泛滥，上逆于肺，出现喘息不得平卧，是水病的标志，再如临床上有用宣降肺气的办法，即所谓"提壶揭盖"通水法，可以起到通利小便的作用，另外，肺气壅实可引起小便不利，是因气机不畅，肺失肃降而致水道不通，即所谓"上窍不通，下窍不泄"。根据气滞则水停，气行则水行与"气化则能出矣"的机理，通过疏理肺气，可达到通利小便的目的。

在呼吸方面，主要表现为肾主纳气，肺主受气，古人谓："呼出在肺，吸入在肾。"当然，呼吸空气（即自然之清气）主要是肺的功能活动，但空气的吸入与肾的作用有关，肺在上司呼吸之职，肾在下执摄纳之权，其主在肺，其根在肾，例如肾虚的哮喘患者，或年老肾气衰弱的喘息症，这种喘的特点是气息喘促，尤其为吸气困难，临床上称之为肾不纳气。治疗时就必须温补其肾气，谓"温肾纳气法"。

由此可见人体水液的升降输布，气机的升降协调，肺肾起着主要的作用。

此外，肺属金、肾属水，金性燥、水性润，肺金与肾水按五行相生学说是母子关系，即相互资生关系，所谓"金生水"或"金水相生"。肾水能滋润肺金，润其肺金之燥性，而肺气肃降又可助肾以资摄纳。

根据阴阳运动的互根性，阴阳升降，上下交通，阴通于阳，阳入于阴，气化为水，水变为气，呼吸方得调和，水津才能四布

（当然还必须有脾的参与）。肺主气，肾主水，"水之源在肺，气之根在肾"。两者相依为助，显示出了密切的关系。

（三）肾之与肝，精血互生，藏泄为用

肾与肝均位下焦，肾藏精，肝藏血，精血互为生化。然肾宜固密而肝主疏泄，故二脏又是疏泄与封闭的对立统一关系。在生理上，肝血必须依赖肾精的滋养，才能精充血足，精血充足则肝的功能正常。反过来肝血充足又可以化生成精而使肾精充盈，这样精生血，血化精，生化不息以供机体的需要。正如《张氏医通·血证门》所云："血之与气，异名同类，总由水谷精微所化……得脾气之鼓运，如雾上蒸于肺而为气，气不耗，归精于肾而为精，精不泄归精于肝而化为清血。"这就说明了精血互相资生的关系，而这种互相资生的关系就是靠肾的固藏和肝的疏泄来完成的。无肾的固藏则不能生精以化血，无肝的疏泄则不可养血以充精，如此一收一散，互为资约，两者关系非常密切，故古人称之为"乙癸同源"。在病理上，肾阴亏损则肝阴不足，可导致肝阳上亢，肝阳上亢，又可反过来耗损肾阴，形成肝肾阴虚，在治疗上往往采用滋肾养肝的方法，即滋水涵木法，所以有"肝肾同病"与"肝肾同治"的说法。

（四）肾之与脾，先后（天）互资，水土相约

肾为先天之本，脾为后天之本，脾之运化必须有肾阳的温化才能发挥作用，而肾精的贮藏，需赖脾胃所运化的水谷精微不断加以补充。所以肾与脾实际上就是先后天互资，水土相约的关系。

1. 先后天互资　先后天的健强是人体健康的标志。肾脾为先后天之根本，所以列为人身至要之脏。后天的生化，要靠先天的资助，先天的元气要靠后天的供养，肾气的充盛，脾胃是其主

要的因素，脾胃的健运，肾又起着决定性的作用。《删补名医方论》云："先身而生谓之先天，后身而生谓之后天，先天之气在肾，是父母之所赋，后天之气在脾，是水谷之所化。先天之气为气之体，体主静，故子在胞中赖母息以养生气，则神藏而机静，后天之气为气之用，用主动，故育形之后，资水谷以奉生身，则神发而运动。天人合得，二气互用，故后天之气得先天之气则生生而不息；先天之气得后天之气，始化化而不穷也。"二者互得益彰，生化无穷，实为人生之根本，若关系失常，则发生疾病，"若夫起居不慎则伤肾，肾伤则先天气虚矣；饮食不节则伤脾、脾伤则后天之气虚也"。临床所见五更泄泻，不思饮食，食不消化或腹痛，腰酸、肢冷、神疲乏力的"鸡鸣泻"服四神丸，是为脾肾两治之法。再如临床所见阳气暴脱之昏迷，人事不省，呼吸短促，四肢厥冷，汗出不止，脉微欲绝之证，用参附汤进行抢救而成为应急有效的方法，就是在先后天相顾的理论基础上制定的。

2. 水土相约　水土为系，土能制水，水可润土，两者又是相互资生与相互制约的关系。古人比喻土堤可以防止洪水泛滥，其意义是指脾土健旺时，并不损害肾水，相反只会很好地约束肾水。脾肾虚弱的患者易出现水肿或腹水（鼓胀）的症状，这是由于土不制水而致水泛滥所引起的，临床常采用健脾制土的方法治疗。《景岳全书·肿胀门》云："水为畏土，其制在脾"。系俗语所说水来土挡之意。年老虚冷便秘，或寒湿久泄之病，系由命门之火不足，浊阴凝聚，胃逆不降所致，以半硫丸温肾和胃，"使肾阳复而推荡，胃气和而腑气通"。这就是肾脾同病，以治肾为主的见证。故《内经》把肾称为脾胃的关卡，足可见两者之间的直接影响。

古代医家倡"补肾不若补脾"与"补脾不若补肾"两种之

法，均在临床能收到很好的效果，就更加印证了肾脾之间的这种密切关系。

（五）结语

本文皆在从脏腑生理、病理的角度，论述肾与五脏之间的关系。着重阐述了肾与心的关系是上下水火之间的对立统一；肾与肺则是气与水升降出入的生制关系；肾与肝则从肾宜封闭，肝宜疏泄，闭与泄之间的对立统一而化生精血的关系；肾与脾则详细指明了先后天互资与水土互相制约的生理关系。力图使对祖国医学的整体观念和脏腑学说从这个侧面加深一些理解。由于笔者水平有限，不当之处，敬请同道不吝批评指正。

三、《金匮要略》方证质疑四则

《金匮要略》为东汉张仲景所著，是我国最早研究杂病的专书。对后世临床医学的发展起了重要的导源作用，被誉为医方之祖，治疗杂病的典范。本书虽然内容丰富、实用价值很高，但因原书曾一度失散，加之年代久远，辗转传抄，错误脱简，很难避免。所以在学习和研究原著时，应该实事求是加以继承和整理。对目前难以理解的问题，可以存疑，不必强加解释，以免有失原义。但对于有一些明显错误的地方，也不能持拘于经典，不敢加以讨论和修正，否则为泥古不化，反而对学习不利，今就本书有4个疑义的方证提出加以讨论，供学习和研究本书者参考。

（一）升麻鳖甲汤证

升麻鳖甲汤是仲景为治阴阳毒而设。《百合狐惑阴阳毒病篇》："阳毒之为病，面赤斑斑如锦纹，咽喉痛，唾脓血。五日可治，七日不可治，升麻鳖甲汤主之"；"阴毒为病，面目青，身痛如被杖，咽喉痛。五日可治，七日不可治，升麻鳖甲汤去雄黄、蜀椒主之"。

升麻鳖甲汤方：升麻一两、当归一两、蜀椒（炒去汗）一两、甘草二两、鳖甲手指大一片（炙）、雄黄半两（研），右六味以水四升，煮取一升，顿服之，老少再服，取汗。

阴阳毒究竟为何病，目前尚无定论。根据古今医家见解，多认为本病是感染疫毒，侵入血分所引起，其中有阴毒阳毒之分。阳毒以面赤斑斑如锦纹，咽喉痛，唾脓血为特征；阴毒以面目青，身痛如被杖，咽喉痛，不唾脓血为特征。而仲景在此治阳毒用升麻鳖甲汤，方中蜀椒、雄黄皆辛热之品，且用量亦不为少，可知非为反佐之设，阳证用阳药，自当不适。而阴毒则在本方中反去蜀椒、雄黄，显然错误。细细推敲，实为错简，是将阴阳毒之治方颠倒用之。应当改为："阳毒之为病，升麻鳖甲汤去雄黄、蜀椒主之；阴毒之为病，升麻鳖甲汤主之。"

关于本节经文，特别是阴阳毒之用方，历代许多注家避而不释，《金匮要略心典》随文演义，作了如下两可之释："毒者，邪气蕴结不解之谓。阳毒并非极热，阴毒并非极寒，邪在阳者为阳毒，邪在阴者为阴毒也，而此所谓阳者，亦非脏腑气血之谓……故皆得用辛温升散之品以发其蕴蓄不解之邪，而亦并用甘润咸寒之味，以安其邪气经扰之阴……其蜀椒、雄黄二物，阳毒用之者以阳从阳，欲其速散也，阴毒去之者，恐阴邪不可祛，而阴气反受损也。"此说未免牵强附会，很难令人折服。唯《兰台轨范》提出"蜀椒辛热之品，阳毒用而阴毒反去之，疑误。"疑误者，怀疑有误也，但未提出改正之见，笔者认为，此系后人抄写之误，应予更改之。

（二）小柴胡汤证

《黄疸病脉证并治》云："诸黄，腹痛而呕者，宜柴胡汤。"本方证原文仅有"宜柴胡汤"而无大小之名，亦为列方药，但原文后小字有"必小柴胡汤"五字，因此后世注家有大小柴胡之争论。主张用小柴胡汤者认为"腹痛而呕"是肝邪犯胃，用小柴胡疏肝和胃，调理气机而止痛止呕，如《金匮要略心典》："腹痛而呕，病在少阳，脾胃病者，木邪易张也，故用小柴胡汤散邪气，止痛呕……"主张用大柴胡汤者，认为黄疸出现腹满而呕多属实热，当用大柴胡通腑泄热，和解少阳。如《金匮要略直解》："呕而腹满视其前后，知何部不利，利之则愈"。但《医宗金鉴》却主张两方均可应用，主要视其兼证如何："呕而腹痛，胃实热也，然必有潮热便硬，始宜大柴胡汤两解之，若无潮热，便软，则当用小柴胡汤去黄芩加芍药和之可也。"笔者认为本条方证应宜大柴胡汤。所谓诸黄，是指诸病而出现黄疸的症状，其呕吐是邪热在肠胃，热气上冲使然，其腹痛是里热成实所致。治疗宜大柴胡汤和解少阳而攻下阳明，实非小柴胡汤所能治疗，况黄疸病多由湿热内蕴引起，小柴胡汤中用人参、大枣、甘草甘温之品调补脾胃，均非所宜，如现在之急性黄疸肝炎、急性胆囊炎、胆结石等均可出现寒热往来、胸胁苦满、恶心呕吐、上腹疼痛、巩膜黄疸等症，往往用大柴胡汤治疗奏效。因此原文提出："诸黄腹满而呕，宜柴胡汤"并非肯定为小柴胡汤，后人在原文后注"必小柴胡汤"有失仲景原意。

（三）大黄䗪虫丸证

《血痹虚劳脉证》："五劳虚极羸瘦，腹满不能饮食、食伤、忧伤、饮伤、房室伤、饥伤、劳伤、经络营卫气伤，内有干血，肌肤甲错，两目黑暗。缓中补虚，大黄䗪虫丸主之。"

大黄䗪虫丸方：大黄十分（蒸）、黄芩二两、甘草三两、桃仁一升、杏仁一升、芍药四两、乾地黄十两、干漆一两、虻虫一升、水蛭百枚、蛴螬一升、䗪虫半升，右12味末之，炼蜜和丸小豆大，酒饮5丸，日3服。

本条中的所谓缓中补虚，是指本证的治则，还是指本方的功用？考后世注家多有指为本方的功用，大抵理由是方中有干地黄、芍药、白蜜等酸甘温和之品，故言本方缓中补虚，笔者认为此处的缓中补虚既不是指治则言，又不是指方药言。因为此病机为内有实邪（干血）相阻，气血不能外营所致，为"大实赢状"之证。应以攻下实邪（干血）为主，故方中祛瘀之药既数量较多，而且用量也较重，可见本方是以祛邪为主，扶正为辅的方剂。不用大量祛瘀药恐邪不能去，用之恐伤正太过，故地、芍、白蜜以佐之，使邪去而不伤正。故此"缓中补虚"不是指本证的治则，也不是指方药的功效，而仲景言"缓中补虚，大黄䗪虫丸主之"其意何在？笔者认为仲景是言本证通过大黄䗪虫丸治疗后，可达到缓中补虚的目的。因为本证为干血结于中，虚赢见于外的虚实夹杂之证，用大黄䗪虫丸祛瘀以缓内中之急，瘀去新生，使气血营达于外，则赢瘦可起，故谓"补虚"。绝非本方直接有缓中补虚之功能。

（四）木防己汤证

《痰饮咳嗽病脉证并治》："膈间支饮，其人喘满，心下痞坚，面色黧黑，其脉沉紧，得之数十日，医吐下之不愈，木防己汤主之。"

木防己汤方：木防己三两、石膏十二枚（鸡子大）、桂枝二两、人参四两，右四味以水六升，煮取二升，分温再服。

膈间支饮，发为喘满，心下痞坚等症状是由阳气不宣，水停心下，上迫于肺所致。防己、桂枝一苦一辛，下行水饮而上散结气。因病数十日，又经医吐下，正气自虚可知，故用人参补虚扶正。方中用石膏取其辛凉以清郁热，沉降以镇饮邪，但终因痰饮属于阴邪，更何况本条所述支饮，病更无火热兼症，而石膏用量未免过重，考方中石膏用量为鸡子大 12 枚，如以 1 枚鸡子大石膏 120 g 计算计约 1440 g，约 2.91 斤，是《金匮》中石膏用量最大的方剂，详考所有方中石膏用量：白虎加人参汤为一斤；白虎加桂枝汤为一斤，越婢加半夏汤为半斤；小青龙加石膏汤为二两，大青龙为鸡子大一枚；越婢加术汤为半斤；越婢汤为半斤。其中最大用量未超过一斤。上述方证都具有不同程度挟热的见证，而本方证"面色黧黑，其脉沉紧"之阴寒证，用如此大量石膏，恐沉降太过反致阴凝不化，更影响防己、桂枝通阳利水之效。

以上 4 则方证质疑为笔者浅陋之见，谬误之处，望予指正！

四、叶天士治痹学术思想初探

清代名医叶天士不仅擅长治疗温病，还是一位治疗杂病的大家，他在《临证指南医案》中，记载了痹证诊治案 55 例，体现了其独具一格的治痹思想，对后世产生了较大的影响。

（一）发展了痹证病因病理学说

对于痹证的病因，叶氏在《内经》中所言的风、寒、湿三气之外，还提出"四时之令，皆能为邪，五脏之气，各能受病。"的新观点，指出内因和外因都可导致痹证的发生，"外来之邪，著于经络；内受之邪，著于腑络"，内因是发病的根本，内因与外因相互影响。常使痹证迁延难愈。他说："正气为邪所阻，脏腑经络不能畅达，皆由气血亏损，腠理疏豁，风寒湿之气以乘虚外袭，留滞于内，致湿痰浊血，留注凝涩而得之。"叶氏对痹证的致病机理在风、寒、湿的基础上又提出了热、痰、血、瘀合而为病的因素，进一步发展了《内经》关于痹证病因病理的理论。

叶氏既强调内、外病理因素在痹证发病过程中的作用，又特别注重时间、节气对发病的影响，认为内外致病因素都是随时节而变化的。只有通晓"病随时节之理"才能明确诊断，指导治疗。例如叶氏在病案中指出"冬月温暖，其气未得潜藏，邪乘内虚而伏，因惊蛰节，春阳内动，伏气乃发。"故痹证多发于春夏之交。叶氏从时间医学的角度探讨痹证的发病情况，更进一步加深了对痹证病因病理的认识，从而采取相应的治疗措施，取得了较好的疗效。

（二）丰富了痹证诊断方法

叶氏将卫气营血和三焦辨证理论综合运用于痹证的辨证。从所辑录的病案中，提出了"卫阳疏风邪入络""痛在气分""气虚""营虚""营中热""精血虚""血络虚""热入下焦血分"等证候诊断，将温病的辨证方法创造性地成功运用于痹证的辨证，这确是叶氏治疗思想的鲜明特色。他认为："今痹痛多日，脉中筋急，热入阴分血中，致下焦为甚，所谓上焦属气，下焦属血耳。""中焦为营气之本"。这样就使痹证的辨证思想更加精深和完善。为确定治则、方法用药和预测痹证的预后转归提供指导思想，这是叶氏的一大贡献。

此外叶天士还首次提出了"久痛入络"学说，在医案中，叶氏对于一些痹证迁延日久不愈者，往往从"久痛入络"的思想去辨证，认为只要邪气入羁，必然伤及血络。他说："新病实热在经，久则瘀热入络。"疾病初起，病位浅表，多见于气分而在经；病久位深，多伤及血分而在络。这一理性认识，为痹证的治疗开辟了新的思路。

（三）机动灵活的治疗用药

叶氏注重根据痹证的正邪虚实，发病新久，病理性质以及卫气营血和三焦部位，确立治疗用药原则，认为"凡新邪宜急散，宿邪宜缓攻""正虚邪实不可急攻，宜缓"。叶氏用药遵仲景之法度，药精味少而力专，多用轻清之剂。立法遣药强调顾护中焦，因为"大凡药饵，先由中宫诸经，中焦为营气之本"。在叶氏治疗痹证的医案中，强调中焦多选用四君子汤，以扶持正气，使药力四达。治络则以辛为治，或辛润，或辛温，或辛咸，常灵活选用归尾、归身、羌活、川芎、香附等药，盖辛则通散，使血络瘀滞得行，气机调畅，自能邪出正安。治痹证属虚者："必佐宣行通路之治"使补而不滞。营虚多用人参、茯苓、当归、白芍等；血虚多用熟地黄、何首乌、天冬、麦冬、枸杞子等；阳虚治以温补通阳之法，忌辛散苦寒药；阴虚者，治以滋阴宣通轻剂，忌用风燥伤阴药。叶氏还注重奇经辨证用药，在宣通荣络时，常兼治奇经，多选用血肉有情之品，如鹿角霜、鹿角胶、紫河车、龟甲、鳖甲等，并佐以大小茴香、桂枝、川楝子等温通之品。综观叶氏用药规律，大抵渗湿以苦温，宣通以苦辛，滋阴以苦咸，盖灵活而不失法度。笔者近些年来，注重于痹证（包括现代医学所指的风湿关节炎，颈、腰椎病，各类骨质退行性病变）的诊治，在吸取历代医家的诊治经验的同时，尤重点借鉴上述叶天士治疗痹证的学术思想和经验，在临床上收到了非常满意的疗效。

总之，叶天士将其独特的温病辨证，奇经辨证及久痛入络的理论综合运用于痹证的辨证治疗，不拘一格，或分或合，多有侧重。为后人展示了其治痹思想的原则性和灵活性，值得我们进一步深入研究。

五、中医处方代药浅谈

在不能很好地解决中药材的储藏、采挖、收购、运输等方面所存在问题之前，中药材缺药短药的情况是经常存在的。特别是在今天，随着人民群众福利事业的不断提高，要求医治疾病的人们越来越多，因而中药材还远远不能满足人民群众的需要，这就给医疗上带来了许多困难。医生不能按照病情开出所需的药物，使患者不能极早地恢复健康。患者也常为配齐某种药而东奔西走，甚至徒劳无功，耽误了时间，给生产和生活带来了影响。

那么，要解决这个问题，就需要我们医生掌握和使用好"代药"这个方法，尽量做到就地取材，互相代用，变无为有，使之尽量减少患者的痛苦，早日恢复健康。

所谓"代药"就是在一张处方中，当其中某种或某几种主要药不能配齐时，用另外一种或几种药性相同的药物取代其中的缺药，而不影响或不太影响处方的功用，使之达到治愈疾病的一种方法。这种方法，历史上已相沿很久，传统的代药如：党参代人参，黄精代熟地黄，水牛角代犀角，茜草代丹参等。很多有着丰富临床经验的医生，在这方面也积累了不少的经验。但是如何总结这种经验，使之得到提高，服务于临床，这方面的工作还做得不够多。现就个人的点滴经验，谈谈对中医处方"代药"的粗浅认识，以求医于同道。

（一）必须充分熟悉药物的类别

为了便于学习和容易掌握中药的性能，现代中药学将所有中药按照其性味、功能加以分门别类。如凡能发散表邪以解除表证的药物，编为一类，称解表药类；凡能祛风渗湿，以解除风湿病的药物，编为祛风湿药类；凡具有热性或温性用于治疗里寒证的药物，编为温里药类等。这样，便对每种药物的主要性能，画出了一个较清晰的轮廓，给人以一个初步的概念。如果我们熟悉地掌握了哪些药是属哪一类的知识，在"代药"的时候，就将所要代的药物在这一类中斟酌选用，恰当地选择与缺味药的功能基本一致或相类似的代用药物，使之达到切合病情，治愈疾病的目的。如治疗风湿关节痛，需要给患者服用独活寄生汤时，而独活缺味，便可在祛风湿类药中选择其代用药物威灵仙即可。如用以治疗湿浊内阻，需用芳香化浊药藿香时，若暂无本品，即可在芳香化湿药类中选用如佩兰、砂仁等药，又如安神类药中酸枣仁、柏子仁、合欢皮、首乌藤；收敛药类中的龙骨、牡蛎、桑螵蛸、金樱子、乌梅、石榴皮等，均可互相代用。如果不熟悉药物的类别，在代药中势必造成"乱点兵"或张冠李戴的现象，将不同类别的药互相代用，非但不能取到代药的作用，而且还会影响临床疗效。

（二）必须熟练掌握药物的性能和功用

药物的性能系指"四气""五味""升降浮沉"和"归经"等方面。药物能治疗疾病主要就是靠它的性味之偏来调整人体阴阳之偏。如凡属阳性之热证，可用阴性的寒凉药来治疗；阴性之寒证，可用阳性的热药来治疗。上逆者用降逆药；下陷者用升举药。正如唐容川《本草问答》上说的那样："设人身之气偏盛偏衰则生疾病，又借药物一气之偏，以调吾身之盛衰而始归于和平，则无病矣！"在归经方面，是根据中药的五味（包括五色）按五行的配属各入其脏腑、经络，以达到调其某脏、某腑、某经的阴阳之偏。只要我们熟练地掌握了每味药的性能，不但在治疗上临阵不苟，用药如神，而且在代药时，也可以运用自如。如理气类药中的枳实与枳壳，均味辛苦、性平，入脾胃经，具有宽中理气、散结行痰的功效。只是枳壳作用较枳实缓和一些，如无枳实，即可用枳壳代之，只要略加重其用量就可以起到枳实的功效了。又如杜仲、续断，为补益药中温补肾阳的药物，均性温入肝肾，有补肝肾、壮筋骨、安胎等作用，能治疗腰腿酸痛，痹证及胎动不安等症。两者性味相似，可互为代用。再如珍珠母与石决明，其性味咸寒，均能入足厥阴肝经，有平肝熄风，安神定惊，清热明目的作用。用于治疗肝阳上亢，眩晕惊悸，痉挛目疾等病，两者亦可互相代用。诸如麦芽、谷芽、海螵蛸、瓦楞子、肉豆蔻、赤石脂、郁李仁、火麻仁、象贝母、浮海石等，其性味均接近，都可互相代用。

（三）必须掌握药物的个性和药物的相须为用

上面已经谈了处方"代药"时所需要掌握的两个关键问题，都是讲的同类药及某些药物性能比较接近而可互为代用的理由，亦即药物的共性问题。但是，一种药的性味功能并不全部等于另一种药物的性味功能。也就是说药物之间除具有一般的共性外，还各具有其不同的个性。在临床上，对某个病症必须用某种药的特殊性能来治疗，是经常遇到的。假如这种药物处于短缺的情况，那么我们怎样来治疗呢？这时，我们切不可以因没有这味药而对治疗失去信心，在这种情况下就需要借用"代药"这个方法来解决问题了。不过，这就需要我们不但要掌握好药物之间的共性，而且特别重要的是掌握好药物之间的个性和药物之间相须为用后所产生的特性。如解表类药物中桂枝、麻黄、防风、白芷等均有发散风寒的作用，但它们又有不同的个性。桂枝温经通阳，麻黄止咳平喘利水；防风祛风除湿止痛，白芷祛风活血止痛。又如薄荷、蝉蜕、桑叶、菊花，其共性为发散风热，但薄荷有透疹、退翳的功效，桑叶清肝明目，菊花明目平肝。再如高良姜、吴茱萸，其共性为温中散寒；其个性则高良姜止痛健胃，吴茱萸止痛理气、止呕。

在一般情况下，如见因风寒感冒而引起的头痛，防风与白芷取其共性是可以互相代用的。但如果患者还兼有全身疮疡肿痛，非用白芷祛风以除头痛，活血以发散疮疡不可，这时单用防风代之似乎还欠妥当，因为防风缺少白芷的活血作用。为了使代入防风的药物尽量达到被代药品的性能，就可以代入防风的同时，酌加活血药如赤芍等相须为用，就可以合成白芷活血而散疮疡的特有功效了。又如因寒凝胃脘而引起的胃痛、喜按、呕吐清涎等症，尚须吴茱萸温中散寒、降逆止呕，但在无本品的情况下，就可取高良姜代之。因它们都具有温中散寒、理气、止痛的作用。若患者呕逆较甚，考虑到高良姜的止呕作用逊于吴茱萸，这时便可酌情加入法半夏，以加强其降逆止呕的作用，而起到用吴茱萸的意义。按照这个规律，就可以完全解决好某些特定主药的功效了。

这里还必须指出，很多药物往往具有几种特性和功用，当利用它们其中的某一种功能来治疗某一个疾病的时候，在同类和同性药中往往不可能找出其代用的药物，这时就需要跨越同类药的范畴，去寻找符合这种功能的药物来代用了。如牡蛎一药，假如取其收敛止汗、镇静安神的功用来治疗疾病，则同类药中的龙骨可以代用。若取其化痰软坚的功用来治疗瘰疬、痰核等病，那么龙骨就根本不能代用了。这时必须跨越收敛固涩类药的范围，在化痰药类中去寻找蛤粉、浮海石、海藻等咸寒之化痰软坚药来代替。若用其退热功能来治疗骨蒸痨热的疾病，同类药中无药可代，就必须在养阴清热药中去取银柴胡、地骨皮等代用。像这样一味多能的药物还有很多，这里不一一例举了。

总之，中医处方代药这个问题不能忽视，代之得当与否，能直接影响疗效。我认为只要真正做到熟练地掌握了药物的类别、性能和功用，熟悉它们之间的共性和区别它们之间的个性，就能正确地使用"代药"这个方法了，在临床上一定会收到好的效果。

上面就凭自己一些很不成熟的经验，谈了中医处方代药方面的一管之见。谬误之处，敬请广大中医药工作者批评指正。

六、浅谈中医对高脂血症的认识与治疗

高脂血症是中老年人常见的一种脂代谢紊乱综合征。以血脂高为主要诊断依据。容易引起动脉粥样硬化、冠心病、脑血管

病、肥胖、脂肪肝等，严重危害中老年人的身体健康，现就中医对本病的认识与治疗概述如下：

（一）对高脂血症成因的认识

高脂血症有原发和继发两种，原发性系由于脂质和脂蛋白的代谢发生缺陷，继发性是指继发于某些疾病有饮酒、过食肥甘、生活方式及药物因素等。无论成因为何，中医认为高脂血症的发生均是由于脏腑功能失调所致，尤其与肝脾肾的脏腑功能失调有密切关系。

1. 脾胃损伤　脾为生痰之源。主水谷精微的运化和输布，若脾运不健，水谷精微运输失常，形成痰湿脂浊，注入血液就会致血脂升高。

2. 肝失疏泄　脾的运化功能健全，有赖肝的疏泄功能正常，肝主疏泄，一方面可使脾胃升降有序，运化有度；另一方面，胆汁的分泌与排泄正常，有助于饮食的消化吸收，若其排泄失常，一旦肥腻食物入脾胃则难以消化吸收，形成痰浊则可致血脂升高。

3. 肾精亏虚　肾藏命火，主一身之阳气，为气化之源，五脏之根，是生命活动的原动力；若肾阳不足，不能温煦脾阳，而使脾失运化，内生痰湿，沉积积累可使血脂升高。

（二）对高脂血症病理重点的认识

高脂血症以脏腑功能失调为本。痰浊血瘀为标。在脏腑功能失调中，脾是影响血脂浊化的关键，脾的运化功能失常是引起高脂血症的重要病机。脾气虚运化失职，水谷不化精微而内生痰浊，久病入络，痰湿阻滞脉络，而瘀血内生，痰瘀互结则气血运行不畅。因此长期不愈的高脂血症除有"痰浊""脾虚""肝郁""肾虚"等症状外，又有胸中憋闷、心痛如绞、头痛昏晕、舌质紫暗或青紫、舌边有瘀点或瘀斑、脉涩等"血瘀症"的临床表现。"血瘀症"的出现，是高脂血症的病情加重，演变为心脑血管疾病的标志。痰瘀互结，痹阻心脉，不通则痛而产生胸痹心痛的一系列症状。从现代研究来看，血中脂质大部分是大分子物质，这些物质在血液运行中的增多，引起血管黏稠度发生变化。另外血中过多的脂质可损伤血管壁，形成动脉早期斑块，动脉壁失去原有的光滑度又进一步加重血液循环不畅和血管壁的损伤，造成恶性循环，病情不断加剧。因此，高脂血症的发展，可致冠心病、心绞痛以及伴发高血压等严重疾病。

（三）高脂血症的辨证施治

根据以上对高脂血症的病因病理认识，其病因为痰湿瘀阻，病机为脏腑功能失调，病位在脾、肝、肾，根据临床症状表现，分为三型：

1. 脾虚痰湿型　血脂高而症见形体肥胖，身重乏力，胸闷气短，舌淡苔白，治宜健脾燥湿。方选香砂六君子汤加减：党参、白术、茯苓、法半夏、陈皮、木香、砂仁、山楂。方中白术、党参益气健脾，法半夏、茯苓化痰利湿，砂仁醒脾燥湿，木香、陈皮理气和胃，山楂健胃磨消肉食油脂，若头痛明显者加川芎。

2. 肝郁湿热型　血脂升高而症见右胁胀痛，食肥甘更剧。情绪抑郁、烦躁易怒，口干口苦、舌质红、苔厚黄、脉弦细，方选柴胡疏肝散加减：柴胡、白芍、枳壳、香附、川芎、山楂、栀子、黄芩、甘草。方中柴胡、枳壳、香附、川芎能疏肝理气，栀子、黄芩清热燥湿，山楂磨消肉脂，若兼大便结者加草决明，尤其是根据现代药理研究柴胡所含之皂苷能加速胆固醇的代谢，从而使血脂正常。

3. 肾虚水饮型　见于血脂升高而见头晕目眩、腰膝酸软、四肢麻木、活动不便、胸闷气短、脉沉细、舌淡苔白等。治疗用肾气丸加减：熟地黄、山茱萸、牡丹皮、山药、泽泻、茯苓、桂枝、白术、山楂。方中熟地黄、山茱萸补益肾之精气，山药、白术健脾，泽泻、茯苓利湿，牡丹皮活血化瘀，桂枝通阳化气，山楂消磨肉脂，共奏补肾益气、健脾利湿之效。

总之，高脂血症的临床表现为本虚标实，所以治疗时应标本同治，攻补兼施，以调整脏腑功能，补脏腑之不足为本，以化痰湿，去瘀血，扫除血脉中垃圾为治标。对高脂血症的治疗，在脏腑辨证中，首重脾肝肾三脏，但也不排除其他脏腑对血脂代谢功能的影响。有关降血脂的研究报道较多，如川芎、山楂、何首乌、泽泻、虎杖、鸡血藤以及血府逐瘀汤、大黄蟅虫丸等都有明显的降脂作用。但必须在脏腑辨证论治的原则下选用。高脂血症的产生是脏腑功能失调的结果，调整脏腑功能仍是治疗高脂血症的关键。治疗高脂血症的多种方法应有机结合，注意药物功效的协调统一，要辨明标本缓急，研究用药先后有序。

七、淤胆型肝炎的辨证论治

淤胆型肝炎又称胆小管肝炎或毛细胆管型肝炎，只见于少数肝炎患者。其病变主要为累及肝内胆小管。起病症状与急性黄疸型肝炎相似，但黄疸持续不退。有时皮肤瘙痒，陶土样大便。凡白登直接试验阳性，尿胆元阴性。血中碱性磷酸酶和胆固醇增高，肝功能无明显损害（血清絮状试验及浊度试验多无明显改变，转氨酶可增高）。临床上常须和肝外阻塞性黄疸鉴别，本病可导致原发性胆小管性肝硬变。

根据淤胆型肝炎的临床症状及体征，属中医学的黄疸、癥块等范畴。

（一）肝胆郁热

【主证】黄疸不退，口干口苦，便干溲短，发热或不发热，右胁下疼痛连彻后背，或胁下有癥块，舌质红绛，苔黄腻而燥，脉象弦数。

【治法】清热泻肝。

【方药】清热利胆退黄汤。柴胡9 g，黄芩9 g，金银花15 g，龙胆12 g，栀子10 g，丹参15 g，片姜黄10 g，郁金10 g，川楝子15 g，大黄6 g，茵陈50 g，金钱草50 g。

主证及方药分析：肝胆郁热，不得泄越，胆汁外溢而致黄疸；热灼津液则口干口苦，便干，溲黄，发热；热邪壅滞，以致气滞血瘀，结于胁下，则右胁下疼痛拒按或有癥块；舌质红绛，苔黄腻而燥，脉象弦数，均为肝胆实热之象。方内黄芩、金银花、龙胆、栀子、大黄清泻热邪；柴胡、川楝子、片姜黄疏肝止痛，茵陈、郁金、金钱草利胆退黄；丹参活血消瘀。

加减：

发热不退者：加黄连10 g，大青叶30 g。

渴欲饮凉水者：加生石膏30 g。

恶心欲呕者：加竹茹10 g，伏龙肝一块。

小便短赤不利者，加木通10 g，车前子18 g，白茅根18 g。黄疸甚而不退者，茵陈、金钱草加量，并加入重楼30 g。

（二）气滞血瘀

【主证】黄疸、右胁下胀痛、刺痛，或有癥块，脘腹胀满，情志波动则疼痛加剧，舌质紫，脉象沉弦。

【治法】疏肝理气，活血止痛，利胆退黄。

【方药】理气活血退黄汤。茵陈、金钱草、郁金各30 g，丹参15 g，柴胡、旋覆花、片姜黄、青皮、降香、桃仁各9 g，红花 6 g，泽兰叶、栀子、龙胆、白术各 10 g。

主证及方药分析：肝气郁结，气滞不畅，则右胁下胀痛，脘腹胀满，情志波动则肝郁更甚，故病情加剧，气滞血瘀，日久成积，结于胁下，则胁下有癥块或刺痛。气滞日久形成血瘀，瘀血内阻，影响肝胆疏泄，胆汁外溢则成黄疸，舌质微紫，脉沉弦均为气滞血瘀之象，方内柴胡、旋覆花、片姜黄、青皮、降香理气止痛，郁金、桃仁、红花、丹参、泽兰叶活血消癥，并防肝郁化火，白术健脾，防肝木克土，并制苦寒药伤胃，茵陈、金钱草利胆退黄。

加减：

黄疸深而不退者，茵陈、金钱草加倍。

大便干结而不畅者，加大黄、枳实各 10 g。

胁肋疼痛较甚者，加延胡索 10 g。

胁下癥块不退者，加十大功劳叶、甲珠各 10 g，冬瓜仁 30 g。

脘腹胀满者，加厚朴 10 g，广木香 6 g。

小便短赤不利者，加木通 10 g，车前子 15 g。

（三）湿热郁滞血分

【主证】黄疸较甚，持久不退，胁下癥块，疼痛拒按，皮肤瘙痒，大便灰白，小便黄短，舌苔黄腻，脉象滑数。

【治法】清利肝胆，活血化瘀。

【方药】清肝利胆退黄汤加减。茵陈 50 g，十大功劳、金钱草、白茅根各 30 g，郁金、黄柏、山慈菇、大蓟、小蓟、大黄、栀子、牡丹皮、车前子各 10 g，丹参 20 g。

主证及方药分析：湿热蕴结中焦，久而不消，痰湿内生，阻遏气机，日久气滞血瘀，则见胁下癥块，肝胆被湿热痰瘀阻滞，疏泄功能失常，胆汁失于常道，溢于肌肤，而致黄疸持久不退，肺为贮痰之器，肺主皮毛，痰湿内郁则皮肤瘙痒，舌苔黄腻，脉象滑数，均为湿热痰瘀之象。方内用黄柏、栀子、大黄以清热，车前子利湿，十大功劳、山慈菇化痰散结，白茅根、大小蓟、牡丹皮、丹参凉血活血，茵陈、金钱草利胆退黄。

八、脂肪肝的辨证论治

脂肪肝是指肝内脂肪积蓄过多的病症。在正常情况下，肝脏只含少量的脂肪，约占肝脏重量的 $4\%\sim7\%$，其中一半为中性脂肪（甘油三酯）其余为磷脂和少量的胆固醇；当肝脏的脂肪含量增加，当其脂肪含量超过肝脏重量（湿重）的 10% 时即为脂肪肝。超过 $10\%\sim25\%$ 为中度脂肪肝，超过 $25\%\sim50\%$ 为重度脂肪肝。

病因有：糖尿病，长期大量饮酒，医源性（例如应用肾上腺皮质激素）以及过度肥胖等。

（一）中医对脂肪肝的认识

中医学中虽无脂肪肝的病名，但是根据其临床表现大多属于"积证""痞满""痰癖"等病症范围，与肝郁、痰湿有关。《金匮要略》中"心下坚，大如旋盘……枳术汤主之"，其所述证候类似脂肪肝。

肝为五脏之一，居于右胁部，是人体最大的脏器，与胆相表里，当肝气郁结，失于条达，气滞痰阻，络脉不通，痰浊瘀血则滞凝于肝，变生他病，而湿郁气阻更加重了病情。清代周学海在《读医随笔》中云："故凡脏腑十二经之气化，皆必借肝胆之鼓舞，始能调畅而不病。凡病之气结、血凝、痰饮、附肿、膨胀、痉厥、癫狂、积聚、痞满、眩晕……皆肝气不能舒畅所致也。"指出肝胆气化失常是引起气郁、血瘀、痰饮病症的关键，历代医学家认为：痰、饮、水三者互为因果，其产生虽与脾、肺、肾三脏相关，但肝脏气机郁滞，亦可聚湿生痰，成为痰饮。古人所述痰证的四肢倦怠，体肥身重，七情郁滞，胸胁痞满，眩晕头风，纳呆食少等，多与本病证候相关。

根据有关资料报道，脂肪肝的病因病机主要是：肝气郁结，疏泄失常，以致气机阻滞，横逆犯胃，气病及血，血流不畅而成本病，当肝病传脾，脾失健运，水湿停聚，日久生痰，以致痰湿交结，内郁肝胆而成本病。而某些胁痛（如肝炎）患者，因过食肥甘厚味，过分强调休息，滋生痰浊；又因胁痛日久，肝脾肾功能虚弱，痰浊不能及时排泄，积留于体内，痰阻血瘀于肝，形成脂肪肝。

出现脂肪肝后，一般除乏力外，其他自觉症状较少。有的可以出现肝区痛或右上腹不适，检查可有肝脏肿大，伴有全身脂肪堆积（体重增加往往与脂肪变性成正比）。增高呈混浊样。肝功能轻度异常，其特点是：谷丙转氨酶多有升高，糖耐量有异常，半数有胆固醇和麝香草分浊度升高，但白蛋白、球蛋白比例多无明显变化。

在明确病因（糖尿病长期大量饮酒，肝炎后肥胖）的情况下，有乏力，肝脏肿大，肝功能轻度或中度损伤，有高脂血症，特别是胆固醇、甘油三酯增高，即应考虑脂肪肝的可能，此外，脂肪肝早期往往有胆碱酯酶活性增高（此时转氨酶仍正常）。因此，胆碱酯酶活性测定对脂肪肝的早期诊断有一定帮助。

（二）辨证施治

1. 痰湿阻络型

【主证】形体肥胖、面有油脂，胸胁隐痛，腹部胀满，汗出乏力，食少纳呆，口黏，大便油滑，小便浊，舌质红，苔白腻，脉弦滑。

【治法】理气化痰，祛湿泄浊。

【方药】涤痰汤合胃苓汤加减：陈皮 10 g，法半夏 10 g，茯苓 10 g，竹茹 10 g，枳实 10 g，苍术 15 g，厚朴 10 g，青皮 10 g，泽泻 10 g，柴胡 10 g，萆薢 10 g，木香 10 g，浮海石 15 g，明矾 3 g，胆南星 6 g。

【主治】肥胖性脂肪肝，肝炎后脂肪肝。

2. 痰郁气滞型

【主证】胸胁胀闷，脘痞不舒，倦怠乏力，恶心欲吐，纳呆，便秘，腹胀、舌质暗红、苔薄白、脉弦细。

【治法】疏肝健脾，理气活血。

【方药】柴胡疏肝散合金铃子散加减：柴胡 15 g，白芍 12 g，枳壳 10 g，香附子 20 g，郁金 10 g，川楝子 10 g，土鳖虫 6 g，牛膝 10 g，白术 10 g，山楂 15 g，甘草 6 g。

【主治】肝炎后脂肪肝，酒精性脂肪肝。

3. 痰瘀内结型

【主证】形体肥胖，面色暗晦；纳呆口渴，脘腹痞闷，肝脏肿大，疼痛或刺痛，舌体胖大或有瘀斑，苔腻，脉弦滑。

【治法】活血化瘀，祛痰散结。

【方药】消瘰丸合化积丸加减。大贝母粉 10 g，牡蛎粉 15 g，玄参 10 g，三棱 10 g，莪术 10 g，槟榔 15 g，香附 25 g，浮海石 15 g，水蛭 6 g，泽兰 10 g，鸡内金 10 g，郁金 10 g，瓜蒌 15 g。

【主治】肝病及消渴日久不愈的脂肪性肝硬化，糖尿病性脂肪肝。

4. 肝肾阴虚型

【主证】形体虚胖，肤粗毛丛，面色油光，身倦乏力，手足心热，四肢微肿，舌淡胖苔厚腻或灰黑，脉沉细而数。

【治法】滋阴补肾。

【方药】一贯煎加减。生地黄 15 g，沙参 10 g，枸杞子 30 g，麦冬 15 g，当归 15 g，川楝子 15 g，焦槟榔 10 g，焦山楂 15 g，醋柴胡 6 g，郁金 10 g。

【主治】 皮质醇增多性脂肪肝，糖尿病性脂肪肝。

九、乙型肝炎的辨证论治

自从发现乙型肝炎表面抗原以来，对病毒性肝炎的认识已有所提高，研究工作也向前迈进一步，凡具有肝炎症状患者检测乙肝表面抗原阳性者，即可诊为乙型肝炎。乙型肝炎起病缓慢，容易复发、迁延、慢性化，故慢性肝炎、肝硬化患者乙型肝炎迁延发展所致的比较多，如何使乙型肝炎表面抗原阳性转阴，目前尚未找到理想的药物和方法，参考国内有关专家学者治疗乙型肝炎表面抗原阳性的经验，HBsAg 转阴的特殊规律，本人认为急性肝炎若乙型肝炎表面抗原阳性，不论有无黄疸，仍属湿热范围，迁延性、慢性肝炎若乙型肝炎表面的抗原阳性，多与肝脾虚有关，现分述如下：

（一）清热解毒法

湿热蕴结是肝炎的主要病理，而乙型肝炎患者，湿热毒邪不仅在气分，同时往往已深入血分，此乃热毒瘀结在肝而伤阴，湿邪蕴结脾胃而伤阳，呈现"肝热脾湿"邪实正虚的错杂征象，故临床根据湿热之邪伤肝入血的病机，选用有抗乙型肝炎病毒的中药，如虎杖 20～30 g，土茯苓、红藤、五爪毛桃各 30～40 g，贯众 10～20 g，生甘草 3～5 g。

随症加减：①若气分湿热中阻，脘腹胀满痞闷，口苦而黏，加炒黄芩、厚朴。②湿热在下，尿黄、热臭，加炒黄柏（盐水浸后晾干再炒）、炒苍术。③偏热重者（或谷丙转氨酶增高）加凤尾草、败酱草。④血分热盛者加紫草、白花蛇舌草、大青叶、制大黄。⑤肝肾阳虚，加何首乌、楮实子、黄精、墨旱莲；阴虚有热，加生地黄、川石斛。⑥谷丙转氨酶高者加五味子。

（二）解郁健脾法

从临床大量的乙型肝炎表面抗原阳性的材料分析，迁延性、慢性活动性肝炎中的乙型肝炎表面抗原阳性，与肝气郁结，情志所伤；进而影响脾的健运，形成肝郁脾虚的种种证候有关。正如《难经》所云：见肝之病则知肝当传之于脾，故先实其脾气。这种治肝重脾的治疗思想，目的是使脾气充实，正气强盛，从而截断病邪传变的途径，抗邪却病。现代医学认为，本病与免疫功能失调有关。采取解郁健脾的治法可增强身体营养，调整和提高肝体的免疫和解毒功能；兹将解郁健脾的运用分述如下：

1. 培土泄木法　适用于肝郁脾虚。肝脾不和，症见胸肋胀痛，口苦嗳气，纳谷不馨，头昏乏力，小便微黄，舌苔薄白，脉象细弦或弦滑。方选逍遥散、柴芍六君汤、四逆散加减。

2. 化湿健脾法　适用于肝病及脾，土虚湿困，湿蒸酿热，或外感时令湿热之邪，阻碍肝脾气机的升降运化。症见头昏、乏力，四肢酸困，脘闷，纳呆，腹胀，泛恶口干不饮，溲黄、便溏，或有黄疸，舌苔白腻，脉象濡或滑数。脾虚湿困用陈夏六君汤、五苓散、参苓白术散加减；湿甚用胃苓汤；热甚用蒿芩清胆汤，茵陈四苓汤加减，外感症状明显者以藿香正气散、三仁汤、甘露消毒丹化裁。

3. 益脾养阴法　适用于素体内热，肝郁化火，或湿热熏蒸，脾气虚弱，肝阴不足者，症见头昏目眩，精神疲乏。口干口苦，脘嘈纳减，胸肋胀痛，尿黄，大便干燥，舌红或光绛苔薄黄，脉细数或虚数，心阴不足者，可兼见心悸怔忡，失眠多梦等症。脾虚肝阴不足者，用玉女煎、异功散、一贯煎加减，心阴不足者，生脉散合归脾汤加减。

4. 健脾化瘀法　适用于肝失疏泄，脾失健运，气滞血瘀的虚实夹杂症。症见胁下刺痛，痛有定处，或有拒按，形体消瘦，头昏，神疲脘胀食少，舌边紫暗有瘀斑，苔白腻或花剥，脉象涩或沉细，用归芍六君汤、失笑散、血府逐瘀汤加减。

5. 补脾益肾法　适用于肝病日久，伤及脾肾。脾虚生化乏源，肾水亏耗，气阴两伤，虚阳上扰或久病损及阳，阴阳俱损。如脾肾阴虚，肝阳上扰。症见头昏目眩，腰酸膝软，颧红，耳鸣，神疲乏力，肝区胀痛，口舌干燥，虚烦少寐，舌红少津，脉象细而数；若脾肾阳虚，形寒头晕，倦怠嗜卧，懒于行动，腹痛脘闷，纳少便溏，腰膝酸软，阳痿遗精，舌质淡，苔薄白，脉沉细迟弱，可选用左归丸、肾气丸、附子理中丸诸方加减。

总之，乙型肝炎根据临床肝郁脾虚者居多，用健脾法为主，能增强机体的免疫力，有利于 HBsAg 阳性转阴，这一治法，可供参考。

十、补益固涩法治顽症举隅

（一）久咳症

吴某，52 岁。因连续咳嗽 3 个月，前来就诊。患者于 3 个月前在下乡途中感冒风寒，骤起恶寒发热、咳嗽、头身疼痛，经治疗后仍咳嗽不止。返回医院经 X 线胸透检查报告为"慢性支气管炎"。经用青霉素等抗生素治疗 1 周，无明显好转，改服中药，经宣肺、润肺、健脾、补肾等法治疗，服药近 80 剂，疗效不佳，转来诊治。症见阵发性咳嗽、吐白色泡沫痰，行走劳作后更甚，每咳嗽后续气困难，并伴头晕乏力，轻微出汗，饮食二便正常。脉浮无力，舌质淡红，苔薄白。结合病史诊为久咳伤肺，肺气虚散。治宜益肺敛气，予补肺汤加收涩之品：炙黄芪 20 g，人参 10 g，白术 10 g，百合 15 g，紫菀 10 g，炒诃子 10 g，五味子 10 g，煅牡蛎 10 g，炙甘草 5 g，5 剂。再诊时咳嗽明显减轻，痰量减少，精神好转，脉稍有力。守方服 20 余剂痊愈。

按 久咳伤肺，肺气虚耗，肃降无权。前医虽用健脾补肾之法，但未予固肺敛精，补消相抗，于病无益。余用参、术、芪、草补脾益肺，百合、诃子等固肺敛津，使脾肺精气固守、肃降得司，收效良好。

（二）奇痒症

王某某，男，48 岁。因皮肤瘙痒 3 年，加剧 1 年，于 1992 年 5 月 20 日前来就诊。患者自诉于 1989 年春开始皮肤瘙痒，服扑尔敏等西药可暂时收效，但停药后即发作。自去年起瘙痒更甚。经省、县医院服中西药诊治皆不效。现全身皮肤瘙痒，入夜更甚。尤其是上床入被或衣服穿厚时更剧，有时通宵不眠。精神萎靡，形体消瘦，面色苍白，饮食二便正常。检查时发现胸腹腰背及大腿处皮肤有多处抓痕。脉浮，中取无力，左寸略小。脉症互参诊为心气虚耗，血不营肤。治宜养血敛营。予养心汤加减：炙黄芪 15 g，党参 15 g，茯苓 15 g，当归 15 g，白芍 15 g，柏子仁 10 g，酸枣仁 15 g，炙远志 7 g，五味子 7 g，煅龙骨 15 g，煅牡蛎 15 g，莲子 10 g，嘱服 4 剂。二诊：瘙痒减轻，每晚已能入睡 3～4 小时，续守上方 5 剂。三诊时其症大减。后用上方服 30 余剂告愈。

（三）多泪症

谌某，女，35 岁。因双眼流泪 3 年，前来就诊。患者 3 年前因 5 岁男孩丧于车祸，曾悲痛哭泣不止，尔后双眼经常流泪。或悲，或喜，或怒，甚至吃饭、讲话、喷嚏时均眼泪双流，每日要更换手帕数条，经服各种药物无效。经人推荐，求余诊之。经五官科检查双眼无异常发现。其人体瘦面黄，精神萎顿，双眼无肿、痛，视力正常。脉三部沉细无力，舌淡红、苔薄白。此为忧思悲伤损伤脾肺，气虚不能固摄津液。治宜补脾益肺，固津敛液。用四君子汤加味，党参 30 g，白术 10 g，茯苓 15 g，黄芪 30 g，煅龙骨 15 g，煅牡蛎 15 g，炒诃子 10 g，炒麦芽 30 g，服 5 剂。复诊：患者精神好转，泪流减少，守前方服 50 余剂而愈。

按 经曰，"思伤脾""悲伤肺"。患者因悲伤过度，损伤脾肺，脾肺气虚不能固摄，故双眼流泪不禁。以参、术、芪、苓补脾益肺，炒诃子、煅龙骨、牡蛎、炒麦芽之属固摄津液。尤其是炒麦芽有收乳之功，而乳泪均为津液所化，故其对收泪亦有殊效。

（四）多寐症

杨某，女，11 岁。患儿因暑月过食冰水、水果不洁之品以致吐泻不止。经治愈后经常嗜睡。每日酣睡 10 余小时不醒，严重影响学习，遂停学求治于余。症见面色萎黄，精神恍惚，气少懒言，语言低微，食欲不振，大便稀溏。脉浮无力，舌淡苔薄白。诊为脾肺气虚，阳气耗散。治宜补脾益肺，固精敛气。用补中益气汤加固涩之品：炙黄芪 30 g，党参 15 g，白术 10 g，升麻 10 g，柴胡 10 g，当归 10 g，炒诃子 10 g，煅龙骨 15 g，煅牡蛎 15 g，炙甘草 5 g，服 5 剂。精神好转，嗜睡减轻，守上方服 30 余剂痊愈。

按 患儿饮食生冷损伤脾胃，致脾胃阳气耗散，气虚下陷，故嗜睡不醒。以补中益气汤补脾益气，加收涩之品固气敛神，气足神畅，则寐症自除。

（五）顽固性蛋白尿

张某某，男，52 岁。尿中发现蛋白 8 年余。患者自诉于 8 年前因感冒风寒，出现恶寒、发热、咳嗽、头面部浮肿等症状。在某医院诊为急性肾小球肾炎，住院 10 余日，临床症状好转出院。但小便检查尿蛋白（＋＋＋）。曾在当地经诸医治疗不效。遂去省级医院检诊为慢性肾炎，服大剂量激素（泼尼松每日60 mg）近一年，检查尿蛋白仍无好转，后因出现胃出血而终止激素治疗。尔后断断续续服用中药和中成药治疗至今，尿蛋白始终维持在（＋＋）～（＋＋＋），肾功能检查除尿酸偏高外余皆正常。于1994年3月求诊于余。症见头晕乏力，面色少华，动则气喘，脘腹胀满，嗳气得舒，小便清长，大便稀溏，每日2～3次。尿蛋白（＋＋＋），无水肿，血压正常。脉浮缓，重按无力，舌淡红，苔薄白。诊为脾虚气陷，肾关不固。治以补脾益气，固肾涩精，方用补中益气汤合金锁固精丸化裁：黄芪30 g，党参20 g，白术10 g，陈皮10 g，升麻、柴胡各10 g，芡实20 g，莲须10 g，山药20 g，煅龙骨、牡蛎各30 g，鹿角霜15 g，炒麦芽、焦山楂各15 g，木香5 g，炙甘草5 g，嘱服10剂。二诊：患者精神好转，脘腹胀满减轻，大便转硬，次数减少。脉舌仍如前，尿蛋白（＋＋）。继守前方加金樱子30 g，再服20剂。三诊时尿蛋白已减至（＋），仍守前方服2个月余，尿蛋白转弱阳性后改汤为丸服一年余，直至尿检正常后停药，追踪观察两年余未发，至今康健。后用此法治愈蛋白尿10余例。

按 本例患者急性肾炎，治疗不彻底而留下蛋白尿之后遗症，诸医采用各种方法治疗不效，又因服激素损伤肠胃，引起脾气下陷，清阳不升加之肾气亏损，关合失司，水谷精微下泄所至。方中以补中益气汤升提脾气，合金锁固精丸固肾涩精而奏效，实乃脾肾同治而以治脾为主。正如《景岳全书·肿胀门》所云"水唯畏土，其制在脾"之意旨也。

（六）创口流脓不止

邹某，男，50岁。因手术创口流脓不止1年余，于1993年7月前来就诊。患者于1992年3月因车祸致脾破裂，在县人民医院行手术后，创口流脓不止，用大量抗生素抗感染治疗1个月后不效而出院。后经省医院再行手术，亦不见好转。出院后四处求医，服大量中西药未果，前来就诊。见精神萎顿，面色枯黄，恶风肢冷，饮食二便无异常，上腹部有一筷子口大伤口，内流白色脓液，稍有腥臭，用手触之或剧烈活动后流脓更甚。血常规检查除血红蛋白略低于正常值外，余皆正常。脉沉弦，右关稍弱、舌淡红苔白滑。脉症参合，辨析为患者外伤加手术，至大量出血，气随血失，虽经输血，药物补血，然所损之气未得复原，气失固摄，脓液外流，气虚久则损阳，阳虚阴盛而成阴疽。应予壮阳补气，收敛固涩之法治之。方用八珍汤合阳和汤加收涩之品化裁：黄芪30 g，高丽参15 g，白术10 g，茯苓15 g，当归10 g，白芍15 g，熟地黄15 g，鹿胶20 g，肉桂8 g，煅龙骨30 g，煅牡蛎30 g，煅诃子15 g，干姜炭6 g，麻黄10 g，炙甘草5 g，服10剂。二诊：患者肢体转温，脓汁稍减，再以本方加减服50余剂，脓止、伤口亦渐愈合。

按　患者因当时外伤手术致血流失过甚，气随血失，加之使用大量抗生素和清热降火之中药，致气血生化受阻。久之气损及阳，阳虚阴盛，气血不荣肌肤，至使肌肤腐烂，日夜流脓更伤气血，互为因果，形成恶性循环。余以八珍汤双补气血。尤重用参、芪益气托里，归、地补血生精，干姜炭、肉桂温经散寒，麻黄发越阳气，鹿胶生精补髓、养血助阳而壮肌筋，再加诃子、龙牡收涩固泄，共奏益气生血、化阴布阳、强筋壮肉，固涩止泄之功，其脓自止、其肉自生。

（七）体会

顽症病程长，症状单一，反复或经常发作，按常规治疗无明显效果，是怪症、疑难症类的疾病，古人云，久病必虚。久病则耗散脏腑精气，使脏腑失养，正气式微，病邪久羁不去，成为顽症。上述病例发病过程均属此机理。经曰：虚者补之，散者收之，故补益及收涩结合施用，方中肯綮。若单纯施用补益法亦不能奏效。只有在补益的基础上加以收涩，使所产生的精气不被耗散，方能自荣其体。脏腑精血充足，正气来复，正胜则邪却，邪去则体安矣。余于临床所见顽症，皆以补益固涩法治疗，均收良效。但此法只适用于脏腑精气耗散之病症。若兼有外邪或内有湿痰瘀血则不宜用之。

十一、车马通消饮治疗前列腺增生症 56 例

前列腺增生症为男科老年常见疾病之一，笔者于 1990 年以来采用自拟车马通消饮治疗本病 56 例，疗效满意，现报告于下。

（一）一般资料

本组患者年龄为 50～84 岁。其中 50～59 岁的 8 例，60～69 岁的 27 例，70～79 岁的 18 例，80 岁以上的 3 例，平均年龄为 63.4 岁。病程 8 个月至 15 年。56 例中均有排尿次数增多，尿线变细，小便点滴不畅，排尿时间延长，夜尿增多，少腹、会阴部不同程度胀痛。其中出现尿潴留的 17 例，出现尿失禁（充溢性尿失禁）的 5 例。全部病例均经肛门指检、B 超检查后确诊，其中在省级医院经 CT、膀胱镜检查确诊的 13 例。

（二）治疗方法

药物组成：车前子、木通、白花蛇舌草、蒲公英、冬葵子、浮海石各 15 g，牛膝 10 g，马勃 6 g，沉香 5 g，甘草 3 g。气虚者加黄芪、党参各 15 g；阴虚者加玄参、麦冬各 15 g，阳虚者加熟附片 8 g，肉桂 5 g；挟湿热者加盐黄柏 10 g，炒栀子 12 g；挟瘀者加红花 5 g，赤芍 12 g。水煎，每日 1 剂，分两次口服。20 日为 1 个疗程，可连服 3 个疗程。

（三）疗效观察

疗效标准

痊愈：临床症状全部消失，直肠指诊和 B 超检查前列腺恢复正常。显效：主要症状消失，直肠指诊和 B 超检查前列腺增生明显缩小。有效：自觉症状部分改善或消失，直肠指诊和 B 超检查无明显改善。无效：主要症状和体征无变化。

治疗结果　56 例中，痊愈 4 例（占 7.1%），显效 32 例（占 57%），有效 18 例（占 32%），无效 2 例（占 3.6%）。总有效率为 96.4%。

（四）典型病例

黄某，男，72 岁。因排尿困难 7 年，进行性加剧 3 年。于 1992 年 5 月 23 日前来门诊就诊。患者于 1982 年开始小便次数增多，淋沥不尽，未予介意，间或服药治疗（药物不详），时轻时重。近 3 年来小便次数频繁，排尿不畅，以夜间为甚。经省、县医院检查为前列腺增生症。服中药八正散、肾气丸、补中益气汤及西药抗生素治疗，效果不明显。现患者小便每日 20 余次，夜间 6～8 次，淋沥不尽，尿线变细，小腹至会阴处有胀痛感，且放射至双大腿内侧。舌质淡红，苔白薄有津，脉沉弦。肛门指诊：前列腺肿大，质硬，边缘清晰。B 超检查前列腺约 5.3 cm×4.5 cm×3.2 cm，膀胱有残余尿，诊断为前列腺增生症，予车马通消饮 20 剂（1 个疗程）。二诊：服药后症状明显好转，尿次减至每日 15 次左右，夜尿 3～4 次。再予上方 20 剂。三诊：尿次已基本正常，排尿通畅，尿线变粗，直肠指诊和 B 超检查前列腺已恢复正常。嘱再口服 10 剂巩固疗效。追访 2 年未复发。

（五）体会

前列腺增生，又称前列腺肥大，引起本病的原因目前尚不十分明确。中医称之为"癃闭"，多因热、痰、气、瘀阻于尿道膀胱而致。治以清热利尿，活血化瘀，消肿散结。方中车前子清热利尿，滋养肝肾，马勃清热泻火、解毒消肿，辅以木通清热利尿通淋，冬葵子利水消肿，白花蛇舌草、蒲公英清热解毒消肿散结，浮海石清热化痰、软坚散结，再以沉香宣通气机、促进三焦气化、牛膝活血化瘀、养肝滋肾，且载药下行，直达病所。本方具有清热利湿而不伤津损液，宣通消散而不耗气动血，消中寓补、以消为补的特点，故适用于老年人。且可常服多服，实为治疗老年前列腺增生的良方。

十二、益肾固胎饮治疗习惯性流产 28 例

习惯性流产为妇科常见疾病之一，临床治疗颇为棘手。笔者近 10 年来采用自拟"益肾固胎饮"治疗本病 28 例，疗效满意。

（一）临床资料

年龄 22～30 岁 20 例，31～35 岁 8 例。连续流产胎次：流产3 胎者 19 例，4 胎者 7 例，5 胎以上者 2 例，疗程：服药 5～10日者 18 例，11～20 日者 7 例，21～30 日者 2 例，30 日以上者 1例。本组病例均在怀孕后出现过不同程度的、不规则的阴道出血，并伴见腰及少腹胀坠痛。

（二）方药组成

熟地黄 15 g，黄精 20 g，山茱萸 10 g，续断 12 g，菟丝子10 g，鹿角霜 15 g，煅龙骨 10 g，煅牡蛎 10 g，煨诃子 10 g，炙甘草 5 g。温火煎，沸后 20～25 分钟，去渣取汁饮服，每日1 剂。

随症加减：气虚者加黄芪、党参各 15 g；血虚者加当归身、白芍各 10 g；阴道出血量多者加蒲炒阿胶 10 g，黑姜炭 5 g；阳

虚宫冷者加黑附片 8 g，肉桂 5 g。

（三）疗效观察

痊愈为症状消失，正常分娩，计 26 例；无效为症状无好转，终至流产，计 2 例。

（四）病案介绍

周某，女，25 岁。因妊娠 52 日，阴道不规则出血 5 日前来就诊。患者结婚 7 年，连续流产 3 次，此次停经半月后，经乡卫生院检查为妊娠即服中药八珍散加减，西药维生素 E 等药物预防，仍于 5 日前觉腰疼及少腹疼痛坠胀，渐至阴道少量出血，时出时止，患者及家属恐再次流产，遂来县医院求治。症见面色无华、精神萎靡，脉细无力，舌质淡红，苔薄白，予益肾固胎饮 3 剂。复诊：腰疼减轻，阴道出血减少，仍稍觉少腹有下坠感，于前方加黄芪 30 g，嘱服 5 剂。再诊：阴道流血已止，少腹下坠感亦减，守前方再服 10 剂巩固疗效，后足月平产。

（五）体会

习惯性流产，中医称滑胎，多由肾气不固引起。有因先天禀赋不足；有因劳倦，房事不节；有因初胎流产，包括人工流产、难产等原因损耗肾气，以致封藏无权，固摄失司，治疗当以益气填精，固胎止滑。方中益气填精以熟地黄、黄精，尤以黄精为优，既能益肾填精，又能补益五脏。正如《本草求真》所云："黄精得坤土之精粹，能补中益五脏……填精补助筋骨。"固精安胎以续断、山茱萸、菟丝子之属。收涩止滑以鹿角霜、煅龙牡、煨诃子之品，共奏益气填精，安胎固滑之效。

十三、自拟苍竹降糖饮治疗糖尿病 44 例临床观察

笔者于 1990—1998 年运用自拟降糖饮治疗 2 型糖尿病 44

例，设对照组 36 例，同时进行疗效观察，现报道于下：

（一）临床资料

80 例患者均为门诊患者，均符合 WHO（1985）糖尿病诊断标准（胡美体编译），80 例患者随机分为治疗组 44 例，对照组 36 例。治疗组：男性 20 例，女性 24 例，其中年龄最小的 40 岁，最大的 68 岁，合并Ⅰ～Ⅱ期高血压 8 例，冠心病 15 例，肺部感染 2 例，肾病 3 例。空腹血糖在 7.2～8.3 mmol/L，轻度异常者 8 例；8.4～14 mmol/L 以上，中度异常者 30 例；空腹血糖 >14 mmol/L，重度异常者 6 例。对照组 36 例。其中男性 15 例，女性 21 例，年龄最小者 42 岁，最大的 70 岁，合并有高血压、冠心病、肾病，与治疗组比较相仿，其中空腹血糖轻度异常者 9 例，中度异常者 19 例，重度异常者 8 例。两组性别、年龄、病情、症状等，经统计学处理无显著性差异（P 大于 0.05）。

（二）治疗方法

治疗组：苍竹降糖饮，由苍术 10 g、玉竹 20 g、黄芪 30 g、山药 15 g、葛根 20 g、丹参 15 g、知母 15 g、天花粉 10 g 组成。上药加水 350 mL，煮取药汁 150 mL，每日 1 剂，分早晚温服。

对照组：口服苯乙双胍，每次 0.5 g，每日 3 次，2 组均以 3 周为 1 个疗程，2 个疗程后评定疗效。

（三）治疗结果

1. 疗效标准　显效：症状改善或消失，空腹血糖下降 50%；有效：临床症状减轻，空腹血糖下降 20%～30%；无效：治疗后症状无改善，血糖无明显下降。

2. 结果　治疗组：显效 22 例，占 50%；有效 18 例，占 41%；无效 4 例，占 9%，总有效率 91%。对照组：显效 6 例，占 16.7%；有效 12 例，占 33.3%；无效 18 例，占 50%，总有效率占 50%。两组经统计学处理有显著差异（$P<0.01$）。

（四）典型病例

患者，夏某某，男。近半年来经常头晕，胸闷心悸，口渴多饮，曾查血糖 20.3 mmol/L，尿糖（＋＋＋＋）。西医诊断为糖尿病，经用多种降血糖药效果不显。现症见形体消瘦，倦怠无力，心悸心慌，气短，口干多饮，复查血糖 22 mmol/L。舌边尖红，苔薄白少津，舌下静脉瘀紫，脉弦小数。证属气阴两虚兼血瘀，治以益气养阴，活血化瘀，予苍竹降糖饮治疗，给药 1 个疗程后查血糖，降至 8.2 mmol/L，尿糖弱阳性，嘱再服 1 个疗程，连续 3 次空腹查血糖，波动在 4.8～7.2 mmol/L。

（五）体会

糖尿病属中医"消渴"范畴。自《内经》始研究者不乏其人，其发病之因，各家有异，但究其因，多由饮食不节，情志不调，房室不节，热病火燥等因素引起，病位多在肺、脾、肾，临床以脾肺气虚，胃阴耗损者居多，病久则损伤气血运行而致血瘀。方中苍术伍玉竹，主降血糖。苍术虽辛燥，以其有"敛脾精"之作用，伍玉竹之甘寒滋润，可制其短而用其长，一燥一润调和脾胃。黄芪配山药亦降血糖，取黄芪之补中益气、健脾升阳与山药之益气固肾、涩精止遗之作用，防止饮食精微之漏滞。上述两个对，一气一阴，一脾一肾，对降血糖与尿糖确有卓效。再配以知母、天花粉，加强其养阴生津之功效。现代医学认为，糖尿病有特异的中小动脉及细小血管病变，部分糖尿病患者有胰腺血管闭塞不通的病理现象。这正符合中医久病多瘀之病理，故于方中配伍丹参、葛根，活血通络。共奏益气养阴，活血祛瘀之功。

十四、自拟颈舒汤治疗神经根型颈椎病 68 例

笔者自 1993—1997 年采用自拟颈舒汤治疗神经根型颈椎病

68 例，并与用壮骨关节丸治疗的 41 例作对比观察，现报告如下。

（一）临床资料

1. 一般资料　治疗组 68 例，其中男 43 例，女 25 例；年龄最小者 34 岁，最大者 76 岁，平均（52.3±9.92）岁；病程最短者 2 个月，最长者 26 个月，平均（9.3±5.7）个月。对照组 41 例，其中男 24 例，女 17 例；年龄最小者 29 岁，最大者 71 岁，平均（51.2±9.07）岁；病程最短者 1.5 个月，最长者 24 个月，平均（9.7±6.2）个月。两组年龄、病程经统计学处理无异常（t 值分别为 0.58、0.34，$P > 0.05$），具有可比性。

2. 诊断标准　参考中国人民解放军总后勤部卫生部《临床疾病诊断依据治愈好转标准》及才文彦《现代外科诊疗手册》拟定。①颈肩疼痛，一侧或两侧上肢放射痛。②颈僵硬，活动受限，一侧或两侧手臂手指麻木无力。③神经根牵拉试验或叩顶试验阳性。④X 线检查：颈椎变直或成角，椎间隙变窄，椎体前后缘及钩椎关节骨质增生，椎间孔变窄等。凡符合上述①、②、③项中的任两项及第④项即可诊断为本病。

3. 主症积分法　治疗组治疗前平均主症积分（8.87±1.43）分；对照组（8.68±1.36）分。经统计学处理（$t = 1.043$），$P > 0.05$，两组病情具有可比性（记分表略）。

（二）治疗方法

1. 治疗组　服颈舒汤。基本方由葛根 30 g，桂枝 10 g，白芍 15 g，羌活 10 g，防风 10 g，藁本 10 g，制天南星 6 g，红花 6 g，当归 10 g 组成。手臂麻木甚者加黄芪 10 g，秦艽 10 g，鸡血藤 15 g；手臂疼痛逆冷者加制川乌 7 g，制草乌 7 g；肩部疼痛甚者加片姜黄 10 g。每日 1 剂，水煎 2 次，取药液约 300 mL，分 2～3 次温服。30 日为 1 个疗程。

2. 对照组　口服壮骨关节丸，每次 6 g，每日 2 次，30 日为 1 个疗程。

（三）治疗结果

1. 疗效标准　显效：主要症状和阳性体征基本消失，主症积分降低 90％以上。有效：主要症状和体征部分消失，主症积分降低 40％～79％。无效：主要症状和体征无改善，甚至加重，主症积分降低不足 40％。

2. 治疗结果　治疗组 68 例，显效 39 例（占 57.3％），有效 25 例（占 36.8％），无效 4 例（占 5.9％），总有效率 94.1％。对照组 41 例，显效 6 例（占 14.6％），有效 27 例（占 65.9％），无效 8 例（占 19.5％），总有效率 80.5％。两组比较，总有效率治疗组优于对照组，经统计学处理，有显著性差异（$X^2 = 19.5$，$P < 0.01$）。

3. 两组主症积分比较　治疗组治疗前平均主症积分（8.97±1.43）分，治疗后（1.97±2.22）分；对照组治疗前平均主症积分（8.68±1.36）分，治疗后（4.9±2.98）分。两组治疗前后比较 $P < 0.01$。

（四）讨论

祖国医学文献中无"颈椎病"的记载，其神经根型多表现为疼痛、麻木，故笔者认为当属中医学"痹证"范畴。其病因，内则由于气血不足，筋脉失养，外则由于风寒湿邪入侵，痹阻于太阳经脉，经隧不通，郁久成痰成瘀，以致风、寒、湿、痰、瘀互相胶着于经络，正如《内经》所云："风寒湿三气杂至合而为痹也。"故治疗当针对风、寒、湿、痰、瘀的病因，以祛邪为主，方中重用葛根入太阳经柔筋解痉，羌活、防风、藁本散寒胜湿，制南星祛风化痰，桂枝通阳化瘀，当归、红花活血通络，佐以白芍养血柔筋，共奏祛风散寒、除湿通络、化痰活血之功。故临床疗效较为满意。

十五、缓急拈痛饮治疗肌肉收缩性头痛 52 例

笔者自 1987 年以来应用缓急拈痛饮治疗肌肉收缩性头痛 52 例，疗效显著，现报道如下：

（一）临床资料

患者 52 例，其中男性 18 例，女性 34 例，年龄 19～30 岁者 18 例，30～40 岁者 27 例，40～50 岁者 7 例；病程 3 个月～1 年者 12 例，1～3 年者 32 例，3 年以上者 8 例。

全部病例均经《临床疾病诊断依据治愈好转标准》的诊断依据确诊。

（二）治疗方法

1. 缓急拈痛饮　生白芍 30 g，粉甘草 15 g，川芎 15 g，炒枣仁 15 g，首乌藤 30 g，醋延胡索 15 g，云茯苓 10 g。

2. 煎服法　将药倒入罐内，加冷水 400 mL 浸泡 10 分钟左右，用文火煮取 200 mL 饮用，分 2 次煎，每日 1 剂。以 15 日为 1 个疗程，可连用 2～3 个疗程。服药期间忌生冷油腻及不易消化之食物。

（三）疗效标准

痊愈：疼痛消除，随访 2 年内无复发；显效：疼痛消除，遇诱因偶有复发，但复发时其疼痛程度比治疗前明显减轻；有效：疼痛减轻，发作次数减少，持续时间缩短且能坚持正常工作；无效：服药 15 日疼痛毫无缓解。

（四）治疗结果

本组 52 例中痊愈 18 例，占 34.6％；显效 27 例，占 51.9％；有效 5 例，占 9.7％；无效 2 例，占 3.8％，总有效率 96.2％。

（五）典型病例

李某某，男，37 岁。因头痛反复发作 2 年余，持续发作 3 日，于 1988 年 10 月 20 日就诊。曾在省级医院经脑电图、脑血流图、CT 扫描等检查无异常，诊断为肌肉收缩性头痛。服对症治疗药物只能收到短暂性疗效。近 3 日来头痛持续不止，以两侧为甚，剧痛时两太阳穴处经脉肌肉觉频频跳动，患者十分焦急烦躁，无发热口干，饮食二便正常，脉弦小，舌暗红，苔少。证属气滞血瘀，肌筋拘急，治以行气活血，缓急止痛。用缓急拈痛饮治疗：生白芍 20 g，粉甘草 15 g，川芎 15 g，全蝎 5 g，炒枣仁 15 g，首乌藤 30 g，醋延胡索 15 g，云茯苓 10 g。5 剂后疼痛明显减轻，睡眠亦有好转，守上方再进 5 剂，疼痛完全消失，精神好转，恐再复发，守上服 10 余剂痊愈，至今未发。

（六）体会

肌肉收缩性头痛为慢性头痛中最常见者。多由长期的思想焦虑，精神紧张或疲劳等因素引起颈项部、头部肌肉的持久收缩和相应动脉扩张，又称紧张性头痛。疼痛部位多在两侧额枕部或颞部，疼痛的性质多显束箍样痛，有的伴有沉痛闷胀感，少数人还可出现健忘失眠等症状。病程经年累月，久治无效。目前西医尚无特效药物治疗。根据临床特征，属中医内伤头痛的范畴，与肝郁、血瘀、痰浊等因素有关。多由情志不畅、肝郁气滞所致；气滞则血瘀，瘀血阻络，经脉拘急疼痛，且少阳经络行于两侧，故其痛多在头部两侧。又肝郁化风，风痰随气上逆，蒙蔽清阳则见头晕，故发病脏腑在肝，累及心脾，致病因素在瘀兼夹风痰。治宜柔肝缓急，行气化瘀，佐以祛风化痰。方中重用白芍、甘草为君以柔肝养血，缓急止痛；辅以川芎、延胡索行气通络，活血化瘀，且川芎尤擅疏肝开郁。《本草求真》云："川芎上行头目，下行血海，其辛最能散邪，血因风郁，得芎入而血自活。"全蝎祛风通络止痉，平抑肝风；茯苓利湿化痰安神；炒酸枣仁、首乌藤养血安神。诸药合用，共奏疏肝缓急，通络止痛之效。方中川芎、延胡索、全蝎，均为辛苦温燥之品，然非辛燥不能疏肝之郁闭而活血通络；芍药、酸枣仁、首乌藤均为酸甘平和之属，非此而不能柔肝敛液，以克肝之刚急。是以辛苦酸甘并用，行气而不耗气，活血而不乱血，配伍严谨，遣药恰当，故疗效显著。

十六、表邪未解，郁而发热

黄某某，男，37岁。于1977年冬在水利建设工地挑运岩石，因天雨路滑，不慎失足，跌于离路面约丈余高之溪中，少腹部撞于一石上，旋即疼痛不能动弹，舁归加重。延余诊之：见患者呻吟不已，痛苦难堪。少腹部疼痛不能转动。咳嗽、呼吸均牵引作痛，伤处皮肤隐隐现有青紫色如掌大，拒按，但腹肌不紧张，面白肢冷，头晕，微恶寒，脉弦紧，苔薄白。其他躯干四肢未见有伤，亦无内出血之征象。证属气血瘀滞，经络痹阻，治以活血祛瘀，行气止痛。拟复元活血汤加减，嘱服3剂。

次日上午，服完2剂，患者非但少腹痛未减，且出现恶寒发热、头痛、身疼等症。余以为瘀血发热所致，嘱仍服前药。

晚间，患者病情加剧，急召余诊视，症见高热神昏，烦渴引饮，头痛，及周身骨节疼痛。脉浮紧而数，苔白厚。自忖此证，实属跌扑损伤，气血瘀滞。用上方治疗，亦属如法，今何病反加剧？乃细询其病史，得之患者于前日罹患感冒，自服解热止痛散数包，得微汗稍减，仍坚持劳动，昨日跌入溪中，全身皆湿。余方省悟：此乃表邪未解，郁而发热入里之故也。遂与大青龙汤加减：麻黄 10 g，桂枝 6 g，杏仁 10 g，羌活 10 g，防风 10 g，白芷 10 g，生石膏 30 g，甘草 3 g。服 2 剂。得汗后其病大减，热退神清，烦渴亦解。且伤痛亦随之减轻。又于上药中去麻黄、生石膏、白芷，加白芍、姜枣等品，调其营卫，祛其余邪，连服数剂，外邪尽除，后再投复元活血汤 10 余剂，其伤痛亦痊愈。

按 《内经》云："……从外之内，而盛于内者，先治其外而后调其内。"此案患者先感外邪，风寒客扰营卫，复跌水中，寒湿重袭肌表；撞伤少腹，气血逆滞经络。以此，外则形成风寒湿并感之重症，内则形成气滞血瘀之损伤。病起先外而后内，故治当先表而后里。初因伤后诊视，只顾其伤而未询及其表病，唯从损伤施治，投以逐瘀攻下之品，致使里证未去而正气受伤，邪热便乘虚内陷，病反加剧。寒郁肌表，体若燔炭，邪热内炽，烦渴引饮。乃以大青龙汤加减，外逐风寒，内清邪热，使外疏通而内畅遂。继以复元活血汤行气活血，逐瘀生新，客去正安，全功乃克。仲景云："本先发汗而反下之，此为逆也，若先发汗，治不为逆。"又云："太阳病不解，热结膀胱，其人如狂……其外未解者，尚不可攻，当先解其表。外解已，但少腹急结者，乃可攻之。"旨哉斯法也！

十七、小建中汤治愈震颤一则

王某，男，38 岁。1 年前始觉左手每于负重后，震颤不止，未予介意，渐次累及右手，且症状亦逐步加重。终于由写字不能握笔到用餐不能持筷，甚至不能参加体力劳动。曾经省某医院检查，诊断为帕金森病。曾陆续服过西药如安坦、开马君之类（服用时症状稍有缓解，但不能停药）；中药如祛风、活络、镇痉之品，均不奏效，遂延余诊治。患者表情稍淡漠，行动略显迟缓，面白神疲，头晕目眩，腹中冷痛，绵绵不已，喜按喜温，饮食不能多进，食则腹胀，大便稀溏，小便清长，并兼肢体酸软畏冷，舌淡，苔薄白，脉沉细而弱。脉症互参，为病在肝脾。是由血不养肝，肝气不舒，横逆犯中，累及脾胃。脾胃虚弱则气血生化无源，气血亏虚，不能营养筋经肌肉，为治躁动而致震颤。治当急以扶脾益肝。用仲景小建中汤加味治之：桂枝 10 g，白芍 20 g，大枣 10 枚，生姜 3 片，饴糖 30 g，党参 15 g。嘱服 5 剂。

复诊　精神好转，腹痛已减，大便开始转成条状，食量亦有所增加，肢体稍温，余症同前。震颤虽未明显好转，但他症一除，势必孤之。当须继续培土养肝，遂于前方中加黄芪 15 g、山药 15 g，连进 10 剂。

三诊　患者精神转佳，饮食大增，肢体较前灵活，震颤觉有减轻。已知正气来复，当乘机顺水推舟。又于前方中加当归、首乌、枸杞子等养血濡肝之品，继进 10 剂，病症大减。后用上方稍作加减投 40 余剂，震颤基本消除。终能持筷用餐，并能参加重体力劳动。只有写字时，书写尚略显不便。

按　《素问·至真要大论》云："诸风掉眩，皆属于肝。"本例病症，乃属肝血亏虚，不能濡养筋脉而成。而引起肝血亏虚的主要原因系由脾胃气弱，不能化生水谷精微所致。故此肝脾同病，气血俱虚。且脾又主四肢肌肉，脾气虚则卫阳不达肢末，肝血少则营阴不养筋脉，故治宜补脾益肝。选方当遵"肝苦急，甘以缓之，酸以泻之，辛以散之"之法，拟小建中汤投之。方中以桂姜之辛，通阳散郁；饴糖草枣之甘，和中缓急；芍药之酸，柔肝养阴。甘与辛合而化阳，酸得甘助而生阴。令中气渐复，使阴阳调和，气血资生。尤在泾说："欲求阴阳和者，必求于中气，求中气之立者，必以建中也。"更于方中佐加补脾益气之品，开气血生化之源，使脾阳充、肝血足，营卫通调，肢体筋脉得养则病症自除。此亦属仲景"见肝之病，知肝传脾，当先实脾"之旨意。

十八、安化刘氏中医世家沿革及学术思想初探

（一）业医沿革

湖南省安化县刘氏中医世家（亦儒医世家），自清初（约1668年）至今嫡传十代，傍系十二代，且代有名医闻世。始祖刘继皇氏先通儒后从医，又拜清代吴三桂幕僚嚚嚚氏为师。吴三桂引清兵入关后，又反清复明。因反对吴选在岳阳鸡公山与清兵决战未遂，即脱离吴部，乘舟过洞庭湖，从益阳临资口沿资江入安化隐居太阳山，自号"嚚嚚和尚"。精明三理，即医理、地理、命理，尤以医理为最。见继皇公当地行医，小有名气。医德高尚，里人咸颂。一日延入寺内，谈及医道见其理论根底尚浅，遂有心授其所学，公欣然拜之为师。接入家中秘授三载后又返寺内。将祖居地改为"精明山"，并赠其自撰《内经提要》《伤寒十八页》手稿。刘氏深得其学，由此医名大振，求诊者不绝其路。县志载："刘继皇一都横溪人也。生平正直端方，一介不取。好读书至老不倦，积年弗止，诚一时名士。"授其次子陶典（二代）。族谱载："陶典，号松亭，公读书未遂，以医术济人，时备药笼，中以施贫困，受其德者，咸歌颂之。"将其术传其三子永煊（三代），煊又传其次子良甫（四代），甫又传其子富华（五代），华传其子绍贤（六代）。为县内名医。县志载："绍贤从九职名晃，字俊逸，号松涛。公天性明敏，气宇端凝，言畅如兰，心虚比竹，一方善士，当世名医，济世为怀，活人之惠咸颂。"著有《医学一串珠》《杂病病机赋》。传其次子砚田（七代）。谱载"公性聪颖，绰有父风"。传其次子永康（八代）。为民国及新

中国成立初期名医。传其子祖贻（九代）。系省中医研究院、国家级名医，并获"国医大师"称号。传其女刘芳（十代）中医博士生，研究生导师。又永康传其侄孙新生（十代），为安化县中医院副主任医师，省农村名中医。由本系而外传的弟子分布在周围百里之地，其中亦有不少名医，泽及毗邻桃源、常德、桃江等县市。

（二）治学理念

刘氏世医治学总的理念概括如下：

1. 理宗内经，治尊仲景　先祖继皇公，得器器（可能为明末宫廷御医，无考）氏皇家正宗中医理论的指导，主张凡为医者，必读《内经》。因《内经》一书全面、系统地阐述了中医学的整个理论体系。学好了它就夯实了牢固的中医基础理论。才能应用和发挥好中医学。故此刘氏世医授徒要求非常严格。一是要求有一定的文化素养，特别是古文基础；二是要爱业敬业，乐于此道者；三是学徒期比其他技艺要长，规定为四年。先用 2 年的时间背诵《药性赋》《汤头歌诀》《脉诀》等入门书籍；再用 1 年的时间钻研《内经》《难经》《伤寒论》《金匮要略》等经典著作；再用 1 年跟师临床学习，并要求在此时间内学习历代名家学说。在临床证治上属伤寒派系。尤其是第六代名医俊逸公，集前几代的临床经验所撰的《医学一串珠》就是按照《伤寒论》所提供的理法方药用于临床实践的经验总结（当然也包括了历代各名家的医疗经验）。他在序言中写道："大哉医也，其道难明，其人难知。若能颇知儒道，博览群书，尤得名师以指导者亦可也。我五代先人皆有志遂其医道精通，名闻百里。若余也十有八七素儒而就此业。虽惭学浅，数十年目未少尽，兼临症夥本，诸名家论，将一名一症、脉息见证、寒热虚实详辨细分，串成一卷，颜之曰《一串珠》。俾后之学者一目了然，得其宗旨，免致活人之事而转成杀人之机也。"书中着重强调医生临症时详细辨治，不能大意，避免误治。《伤寒论》中许多坏病无不是因误治引起。例举少阴病总纲中"脉微细"是心肾阴阳俱虚的象征，如误治病邪深入少阴，从水寒化易亡阳，从火热化易亡阴，亡阳亡阴均为危候，关系生死。

2. 博采众长，融会贯通　刘氏世医主体尊崇仲景外，特别注重吸取历代各名家、流派的医疗经验。在金元四大家中，尤推崇李东垣的脾胃学说，在治疗过程中始终关注患者的胃气，以能否进食判断病情的逆转和预后。在用药上避免滥投苦寒滋润之品，即使必要用之需加入健脾和胃之药以缓和寒凉滋润损伤脾胃之偏。诸如唐容川之治血，喻嘉言之治痢，王清任的治瘀等独特的诊疗经验皆取而用之。

3. 不持偏执，与时俱进　刘氏世医在漫长的发展过程中，不断创新。第八代传人永康公身处民国战乱时期，战争、饥饿以致疾病横行，急烈性传染病时有发生。由于安化山区交通不便，信息闭塞，当时温病学说尚未传入我地，见沿用传统治伤寒的方法治疗这些温热病的效果不佳，有时甚至使病情加剧。他反复思考，认为这是由山岚障气，水湿毒气，空中戾气由口鼻而入所至，非风寒之邪从六经传变。治疗方法不能墨守成规，应随之而变。在仲景治阳明里热的白虎、承气等方中加入大量清热解毒药物，经临床验证效果明显。这种治疗方法被当时许多医生采用，活人无数。如抗战时期，我地大规模疫痢流行，有一家死数人，一村死数十人者。他采用黄芩汤加入大剂量金银花、三颗针、马齿苋、大马鞭草、海蚌含珠、败酱草等中草药，疗效显著。并嘱医者进入疫区前，嚼服大量醋浸生大蒜以防自身感染。对治疗高热不退、病情危急的疾病，还摸索出许多土方土法，如牛屎汤（将牛栏壁上的黄牛屎在瓦片上用微火焙干，加入二次淘米水服之）、青石饮〔大青叶半斤、生石膏半斤、滑石半斤、神仙石（即陶土）二两煎水频频饮之〕、燕泥贴（用燕窝泥或井底泥与白酒和拌敷于胸背部）。这些方法在 1959 年我地大规模"流脑"流行时，起到了巨大的作用。这些方法现在看来不足为奇，但在当时的历史背景下能够如此创新，就很不容易了。充分体现了刘氏世医不执偏见，与时俱进的治学理念。

（三）学术思想

刘氏世医的学术思想总结起来，大致分为以下 3 个方面：

1. 辨证力求准确　辨证是中医认识和诊断疾病的方法。将四诊所收集的症状、体征等资料归纳、分析以辨其病因、病位、病情性质的变化趋势，从而作出正确的诊断。为达到这一目的，刘氏世医非常注重四诊的重要性，并把问诊放在首位。认为只有通过问诊才能最详细、最真实地了解病情，再结合其他三诊综合分析进行研判。如患者口干，就详细地问明喜热饮还是喜冷饮，饮多还是饮少，就可辨知饮热者有寒，如果加上舌淡苔白薄，脉沉紧就可以明确认定是内寒证。又如畏寒得衣被仍不解者属表实证，闭门窗而得缓解者属表虚证。同时还从问诊中结合望色、闻声、切脉辨别出真假寒热虚实等证候。另外除患者本身外还可通过患者的亲属及陪诊者了解病情。在对症状、特征的分析上刘氏世医还总结出抓住主症，重视细节，纵向推进，横向演绎，提纲挈领，甄别取舍的辨证思维方法。如畏寒肢冷而见心烦口渴、脉沉、舌红苔黄者可诊断为热厥，此属舍症取脉舌。亦有取症舍脉舌者，其余皆可推之。总之临床不管病症如何复杂，只要四诊采集的资料全面、准确，综合分析的思路对头，就能作出正确的诊断。

2. 病机审察力求全面　病机是指疾病发生发展变化的机理。尽管疾病征象错综复杂，都有它各自发病及演变的规律可循，切中病机，是治疗成败的关键。故刘氏世医最强调全面审察病机的重要。《杂病病机赋》（以下简称《赋》），用简洁的语言阐述了邪正盛衰，阴阳失调等病机变化的一般规律。其中尤其突出邪正盛衰的病理机制。大凡疾病的过程就是邪正盛衰的过程。若邪气旺盛损伤正气，疾病发展迅速，《赋》中指出"邪盛则病进，势如秋水潮生"。随着体内邪正的消长盛衰，往往形成病症虚实的变化。《赋》中概要地指出："虚为正气不足，实乃邪气有余。"又提出治疗的方法："驱邪如逐寇盗，务尽剿无遗，养正如待小儿，须培育有方。"就是说攻邪要尽，不留余邪；养正要缓慢方能恢复。如对水肿病实证治疗，《赋》中提出"开魄门、洁净府、上下分消妙法"。对鼓胀病实证的治疗："倒仓廪、祛陈积中焦荡涤良方。"如第八代名医永康公治一全身水肿患者，症见恶寒肢冷，夏天尤穿棉衣，脉沉细欲绝，舌淡苔白薄。在诸医常规治疗不效的情况下，用大剂量麻黄汤合疏凿饮子内服，外用麻黄、桂枝、细辛、辣蓼、葱须、生姜皮煎水于蒸笼中熏沐，使患者得大汗及小便而愈。又治一腹大如鼓，大便7日未行，神志昏迷，脉洪大、苔黄燥的患者，用大承气汤（大黄、芒硝各一两）加巴豆治之，1剂见矢气大作，3剂泻下燥便而鼓消。临床上因邪盛而伤正者比较多见，有因治疗不彻底，病邪未尽或初起受邪而忽略及时治疗造成大病者不为少见。在扶正上，主张缓慢培养细心呵护。因人体气血津液等物质只能逐渐生长，非一朝一日之功。而在补虚扶正的治疗过程中非常注重胃气的保养，因为水谷是气血津液生化之源。所以《赋》中言道："脾阳恰似祥光布，谷气原如甘露滋。"

3. 治疗方法灵活多变　在总的治疗法则指导下，其治疗方法刘氏世医主张证同治亦同，证变治亦变的灵活治疗方法。现例举第七代名医砚田公医案一则加以说明。"王某，男，成人。素体阴虚，常五六日不更衣，亦无所苦。前5日感冒风寒，发热恶寒，头身痛，大便秘、胸闷咳喘。某医未审便秘习惯，以大柴胡汤合杏苏散治之，三剂未尽，泻下大便五六次，不惟前症未解，反至大汗口渴，喘息抬肩，势甚危急。遂邀余诊之：脉虚滑，按之不足，舌边如锯齿，苔白薄，神情惨然，奄奄欲脱。参其前方知为伤寒表邪未解，误下至变，阴液下竭，心阳外越，肺气失宣，营卫失调。治宜调和营卫，肃肺定喘，生津固脱。方用桂枝加厚朴杏子汤合生脉饮主之，二剂，日夜兼服。次早复诊，喘息已定，寒热泄泻亦止，但口渴心烦。脉象未敛，苔转微黄，津少不润，转属内热津虚之候。治宜生津润燥，清热除烦，改拟人参白虎汤合竹叶石膏汤治之，三剂而病退。"由此可见在疾病发展过程中，随着病症的变化，其治法须随之变更。临床上经常遇到许多极其复杂的病证，在治法上针对病证可多法结合治之，往往方中温清补泻并用。风寒燥火同治。治法多样，方药杂乱，乍看感觉方药混杂无章，但细心揣摩，便觉看似无法却有法，看似无方却有方。因为治法是为治病而设，不能固守，且须灵活。

（四）治疗特点

1. **熟谙药性，运用自如**　刘氏世医始终认为济世之道，莫先于医，疗病之功，莫先于药。了解、熟悉药物的气味、归经、性能、功效是中医基础的重中之重。一是参合历代有关药物记载的书籍进行认识。掌握每味药物的产地、形状、真伪，尤其推崇参阅《本草纲目》。二是从古人的方剂中领会药物并用时所产生的效力。如防风一味，在《四言药性》概括为"防风甘温，大风头眩，骨节疼痛，久服身健"。再参考其他有关书籍，就基本掌握了该药的性能，然后再从防风汤、玉屏风散、痛泻药方、通圣散等几十个方剂中寻找它的功用，默熟于心，临床应用就能信手拈来，运用自如了。

2. 抓住主症，各个击破　临床上往往有多种病症同时出现，特别在杂病中尤为多见。刘氏世医认为在所有的疾病中先治对人体危害性、痛苦性最大的主要疾病，再依次治疗其较次之，再次之的病症，进行各个击破。如患者素有肝胃不和，同时又有心肾不交之宿疾，又外感风寒，首先治疗外感，再肝胃，再心肾，将各个疾病依次清除，使机体恢复正常。

3. 治疗中的，以求平衡　疾病的发生，就是病邪破坏了人体阴阳的相对平衡。治疗目的就是恢复这种平衡。一是治疗不能过度。即在整个治疗过程中，要密切观察病情好转的程度，只要达到邪去正安即可停止。否则过度服药治疗，又会导致刚刚恢复的平衡又出现偏盛而引发新的疾病。如阳虚患者补阳不能太过，避免阳盛伤阴，反之阴虚患者也不能养阴过度，否则会导致阴盛阳衰。正如《病机赋》中提出的"良相之治国以平天下，良医之治病以调阴阳"。二是投药不宜过偏，药物的四气五味，既能治病又可伤人。如过量使用寒凉药物易伤阳，过量使用温热药物易伤阴。总之刘氏世医强调的是治病中的，以求平衡，"阴平阳秘，我体常春"。

（五）结语

安化刘氏中医世家历三百余年，长传不衰的原因有三：一是先儒后医。祖上规定，凡将医道传于下代，必须挑选聪慧之子先入学，经十载寒窗打下坚实的文化基础，才能进入中医学这门高深学问的殿堂。正如第六代俊逸公在他所著《医学一串珠》序言中所说："医也者，虽云小道，然非上识天文，下明地理，中知人事之人不能为。大哉医也，其道难明，其人难知，若能颇知儒道，博览群书，尤得名师指导者亦可也。"二是先立德，后精术。医生的职业关系着患者的生死，责任重大。首先要求医生要有良好的道德、高尚的操守。祖训：凡入我门者，严戒赌博、躁妄、矫奢。存古仁人之心，以济苍生。要做到饮酒勿醉，游玩适度，有求必应，不能稍作懈怠。再是在技术上要精益求精，不骄傲自满、不排挤同行，要善于取他人之长，补自己之短。一个医生具备了高尚的医德和高超的技术，就会博得患者的信任和爱戴。三是不谋财，但济世。刘氏祖传规矩，学徒出师时，严厉告诫不能持技谋人钱财。富者不妄索要，贫者一介不取。济世扶危，为患者消灾减祸。纵观我历代祖先，始终保持书香门第、中道人家，因富贵之家，易出纨绔子弟，子弟不孝，后继无人。由于遵循祖训，继承祖风，才能使刘氏中医世家长传不衰，不断壮大。

十九、刘新生治疗痹证的用药经验

刘新生老师长期在基层山区工作，由于地处高寒，痹证患者较多，因此，其在临床实践中，对痹证的治疗用药积累了十分丰富的经验，往往能用极普通的药而起沉疴。以药简、价廉、效验而深受患者欢迎。现撷取其一二介绍如下：

（一）痹证病因，以寒为主，用药注重温通

对痹证病因的认识，刘师认为，无寒不作痹。虽然《内经》中有"风寒湿三气杂至，合而为痹"的论述，但三者之中，寒邪与痹证的发病关系最为密切。因为其一寒邪具有凝滞、收引、易伤阳气的致病特性，以致经络关节气血闭阻不通而产生疼痛。其二在寒与风和湿的关系中，寒起主导作用。风因寒而生，寒因风而重；湿为阴邪，感邪早期，多寒化。风邪和湿邪若不兼寒，难以为痹。故刘师认为，痹证的治疗应以温通为主要方法。温则寒邪散，通则气血行。温散寒邪，刘师喜用附子、乌头、制天南星。体质较弱者用附子，体质较强者用乌头，常川乌、草乌并用。若疼痛剧烈者用生川乌、生草乌。刘师认为生川乌、生草乌驱散寒邪，缓解痹痛的功效最好，但要应用得法。一般剂量不超过 3 g，并与生姜一同先煎 3 小时，然后再下诸药，中病即止，不得久服，则不会发生中毒。如果疼痛部位固定、肿胀，则用制南星。刘师认为制天南星专走经络，苦温燥烈，能驱散经络中的寒邪并搜剔寒邪所产生的病理产物，对于痹证痛有定处，痛处肿胀者疗效优于活血之品。通行气血，刘师则多以桂枝为主。桂枝具有温阳散寒，温经通络的功用，既能驱散寒邪，又能固护阳气，还可通行经脉，故对痹证经络阻滞，阳气损伤，气血不通者尤为适宜。刘师常在辨证施治的基础上，选加上述药物。即使是热痹，刘师亦认为其病理基础乃是多从寒化而来，仍与寒邪阻滞经络有关。故其治疗热痹，也常在方中加入乌头、附子、制天南星，每能收到理想的效果。

病案举例：蒋某，男，51 岁。1995 年 11 月 2 日初诊。患者于 1 周前突发右侧腰、臀部疼痛，起居困难，活动受限。在其村卫生室服"消炎痛"，外贴"麝香壮骨膏"无效。3 天前疼痛加剧，并沿右下肢外侧放射至足背，坐卧不宁，寝食难安，由家人抬来就诊。刻诊：表情痛苦，呻吟不止，右下肢欠温，第 4、第 5 腰椎右侧横突压痛，右下肢直腿抬高试验阳性。舌淡体胖，舌苔白稍腻，脉沉弦有力。CT 检查：L4/5 椎间盘向右后突出。右侧神经根受压。诊断：①椎间盘突出症；②继发性坐骨神经痛。辨证：寒邪侵袭，阻遏经络。治宜温经散寒，通痹止痛。处方：生川乌、生草乌各 3 g（与生姜一同先煎 3 小时），麻黄、防风、独活各 10 g，白芍、牛膝、木瓜、黄芪、威灵仙、海风藤各 15 g。5 剂。

二诊　右下肢疼痛大减，能拄拐自己来医院就诊，右侧臀部仍痛，舌淡胖，苔白，脉弦。原方生川乌、生草乌改为各 2 g，麻黄改为 7 g，续服 5 剂。

三诊　右腰、臀部及下肢疼痛消失，右大腿外侧稍麻木，改独活寄生汤加鸡血藤、海风藤善后。

（二）肢体痹者，用枝藤类药物疏通经络

刘师根据中医学取类比象的原理，认为"肢"与"枝"同。枝藤类药物一则善走四肢，而利关节，疏通四肢关节经络血气的运行优于其他药物。二则枝藤类药物还具有引经的作用，可引诸药达于四肢，以增强其疗效。三则枝藤类药物性味大多柔和不燥，大部分还有养血荣经的功效，对于痹久气血虚弱、血不荣经，而兼麻木者，尤为适宜。故刘师治疗四肢关节痹痛，常在辨证的基础上分别选用鸡血藤、海风藤、络石藤、忍冬藤、青风藤、桑枝、桂枝等药。风寒湿痹，多选用鸡血藤、海风藤、桂枝、桑枝，如为上肢痹痛以蠲痹汤为主方，加上述药物。如果兼有气血虚弱，则以黄芪桂枝五物汤为主方，加上述药物。如为下肢痹痛，则以鸡鸣散或薏苡仁汤加上述药物。热痹或湿热痹证，多选用络石藤、忍冬藤、桑枝，常以四妙散或白虎加苍术汤加上述药物。如为类风湿关节炎则加用青风藤。

病案举例：刘某，男，50岁，1998年12月16日初诊。患者左上肢疼痛麻木伴左肩胛部疼痛已2个多月，现：左上肢外侧沿大拇指、食指麻木，左上臂及肩部至肩胛骨处疼痛，颈项俯仰旋转不利，臂丛牵拉试验阳性，舌淡红，苔白腻，脉细。颈椎照片：第6、第7颈椎椎体前后缘唇状骨质增生。治以祛风散寒，逐湿行痹，方用蠲痹汤加减。处方：羌活、防风、片姜黄、桂枝、海风藤各10 g，当归、白芍、鸡血藤、桑枝、葛根各15 g，北细辛5 g。

二诊　服上方10剂后左肩胛部疼痛明显减轻，左上肢麻木好转，原方改鸡血藤为30 g，海风藤为20 g，又服10剂而诸症消失。

（三）女性患者，尤当养血生血

刘师认为，女性由于有经带胎产的生理特点，常气有余而血不足，正如《灵枢·五音五味》说"妇人之生，有余于气，不足于血，以其数脱血也"。女性的这种生理特点，与痹证的发生也有着密切的关系。女性营血易虚，虚则风寒湿邪易于侵袭。即《素问·痹论》在论及营卫之气是否可以引起痹证时所说"逆其气则病，从其气则愈，不与风寒湿气合，故不为痹"。由于生理特点不同，女性患痹证，还表现出不同于男性的临床症状，如血虚肌肤经络失营而肢体屈伸不利、肌肤麻木不仁等症更易见于女性患者。此外，治疗痹证的药物大多苦温燥烈，易伤阴血，古人在这方面早已有所认识，如三痹汤，独活寄生汤中，即包含有一个四物汤，以用于痹证而兼肝肾不足、气血虚弱者。所以刘师强调，治疗女性痹证患者更应充分重视其营血易虚的特点，要以血为本，注重养血生血。除非实证特别明显，其通常均在治疗痹证的方药中加入四物汤、八珍汤，以养血生血，益气生血。

病案举例：王某，女，31 岁，1997 年 4 月 20 日初诊。双上肢及肩背部疼痛已 6 个月。患者于 6 个月前分娩后，因调理不慎而感风寒，出现恶寒、发热、头身疼痛，经服治感冒西药，恶寒、发热、头痛除，但余双上肢及肩背部疼痛，因考虑哺乳，未再服药治疗。近一个月来，疼痛加重，并伴双上肢麻木，神疲乏力，面色无华，动则汗出恶风，舌淡苔白，脉细。诊为虚痹，乃产后血脉空虚，风寒乘虚侵袭，营卫失和，气血运行不畅所致。治宜益气养血，调和营卫，散寒通痹。方用黄芪桂枝五物汤合四物汤加减。处方：黄芪、白芍、熟地黄、鸡血藤、桑枝各 15 g，桂枝、当归、川芎、白术、防风、片姜黄各 10 g，甘草 5 g，生姜 3 片，大枣 3 枚。连服 10 剂而告愈。

（四）始终注意护胃气

刘师认为，顾护胃气在痹证的治疗中有十分重要的意义。因为其一，脾胃为后天之本，脾主肌肉四肢，脾胃气虚，四肢肌肉失于濡养，则易受风寒湿邪侵袭。其二，久病痹证者，多因长期应用消炎镇痛药和激素等西药治疗，这些药都有导致胃痛、胃溃疡的副作用，以致再接受重要治疗都有一定的困难，这是痹证治疗中最棘手的问题。其三，治疗痹证的中药也大多苦燥容易伤胃，主要表现有两方面，一是阻碍胃气的运行，而致胃胀、胃痛、纳呆；二是损伤胃阴而见口干喜饮，纳差，舌红少苔。其中以阻碍胃气的运行最为常见。所以刘师认为养胃气，应以行气和胃为主。常在治疗痹证的方药中选加砂仁、藿香、陈皮、半夏、厚朴、枳壳。如果是胃阴损伤，则可加石斛、麦冬、白芍、玉竹以养胃阴。刘师认为顾护胃气应贯穿于痹证治疗的始终。无胃气损伤者，在治疗方药中加 1～2 味行气和胃药，以防胃气壅滞。胃气已伤，不能受药者，先和胃，后治痹。

病案举例：蔡某，男，45 岁，1995 年 5 月 21 日初诊。主诉：上肢关节疼痛，肿胀变形 2 年，伴胃脘部疼痛 3 个月。患者于 1993 年 4 月起双手指和腕关节疼痛肿胀，逐渐延及肘关节。曾查类风湿因子为阳性，常服布洛芬或消炎痛、强的松治疗，服药时疼痛可缓解。3 个月前出现胃脘部疼痛，饱胀，嗳气而被迫停药，以致胃脘痛未止，关节痛又复发，故来求中医治疗，刻诊：双上肢、腕、肘关节疼痛，肿胀、变形，按压痛，活动不利。胃脘部胀痛，拒按，嗳气。舌淡红、苔白，脉弦。病属历节，然因长期服消炎止痛药和皮质激素，戕伤胃气，胃气郁滞而不行，故当先行气和胃为主。处方：柴胡、香附、枳壳、郁金、川楝子、延胡索、紫苏梗、厚朴、陈皮、乌药各 10 g，白芍 15 g，甘草 5 g。5 剂。

二诊　胃脘胀痛，嗳气均减，上肢关节仍痛，原方再服5剂。

三诊　胃脘部已不痛，但稍有饱胀，偶有嗳气，上肢关节疼痛未减。标证已除，理当治本，治以通阳散寒，行痹止痛，但仍当不忘兼和胃气。处方：桂枝、知母、防风、白术、青风藤、羌活、砂仁、陈皮、木香各 10 g，白芍、鸡血藤、海风藤各 15 g，麻黄、制川乌各 7 g，北细辛 5 g。以本方连服 30 剂，上肢疼痛减轻，关节肿胀明显消退，胃脘痛未再发。遂以上方加杜仲、淫羊藿、豹骨、穿山甲、千年健制成蜜丸，连服 5 个月，上肢疼痛缓解，肿胀消退，至今未复发。

亦师亦友话先生

先生者，吾师刘老新生也。

有诗云：

少承家训习岐黄，日日临床治病忙。

若问此身何所有？丹心赢得美名扬。

余每见医院大厅，长龙候诊，熙熙攘攘，不计寒暑，人来人往，络绎不绝，未尝不叹然观止，仰慕先生之仁心仁术者众也。邑内名医辈出，求诊者有如此繁荣景象，经久不衰者，惟先生也。

先生之术，源于家学，师承叔祖父，又蒙叔父指点，其术日进。常有起死回生之妙，指下活人无数，人望之如佛也。名传梓里，声名远播，影响周边数县。去年再获"全国基层名老中医药专家"之殊荣。

相传先祖拜吴三贵幕僚御医嚣嚣氏为师，得其真传。并有秘籍《一串珠》，代代相传。从此刘氏家族名医辈出。至叔祖父乃第八代也。九代叔父刘祖贻，国医大师，名震湖湘，享誉全国。先生乃第十代传人。亦国家级名医，名噪一方。

先生仁心为质，其德可范，世人敬仰。无论妍媸老幼，富贵贫穷，地位尊贵，均能一视同仁，不分彼此；无论酷暑，严寒，节日，日日临诊，雷打不动。哪怕身染微恙，亦带病临诊，从无间断。所用药物，廉价易求。不矜技、不卖弄。从不做大检查、不开大处方。想患者之所想，深受群众爱戴。

先生乃儒雅之士也，自少而壮而老，未尝一日废学，勤奋刻苦，嗜学不厌。不惟日追驹影，亦且夜费兰膏。孜孜汲汲，至老不倦。每遇难题必穷经究典，追根溯源，务必知其所以然。

先生博学多闻，才华横溢。年已古稀，尚能看心电图，阅核磁片，直逼西医前沿。诊余活动，更是丰富多彩，琴棋书画，样样精通，书法屡获大奖，棋艺常惊高手。更有诗词联赋，屡有惊人之句，或傲视群雄，或高瞻远瞩。气势恢宏，有大将风度，笑傲江湖之气概也。

先生常曰："医不通儒，则为庸医。"先儒后医，乃先生家训。只因国学与国医乃为一体。医者，大道也。农皇肇始，轩岐继作，医圣垂范，薪火不绝。非天资聪颖，不可学也；非才高识妙，不可为也。非仁心仁德，不可传也。《类经图翼》序中言医乃生生之道，即循生生之理，用生生之术，助生生之气，达生生之境也。

先生将50年之临证精华，结集出版，以供后学，此杏林之幸甚也。先生招弟子聚议，无不拍手称快。先生大智大儒，弟子位卑学浅，不敢答应作序。感先生教诲之恩，又不耻下问。可见师生情谊深厚，亦师亦友。才敢斗胆妄言几句，词不达意，不胜惶恐之至也。

时二〇二〇年岁次庚子孟秋下浣之吉日
弟子王卫国谨识于安化县中医医院

刘氏世医与嚣嚣和尚

嚣嚣氏，明末清初人，生于明代天启二年（1622年），殁于清代雍正元年（1723年），终年101岁。曾经是明末节度使山海关守将吴三桂幕僚。此人除知晓天文、地理外，尤精通医术。

据明清史载："1673年（清·康熙十二年）清颁撤藩令，吴三桂借复明口号以反清，自称天下都招讨兵马大元帅，改1674年为周元年。"统兵攻占贵州后，吴三桂旋即率主力入湘，很快抢占了西起澧州，东至岳阳一线，并占有常德、长沙、衡阳等地。1678年（康熙十七年），吴继位于衡阳，此时嚣进言，要吴三桂屯重兵于岳阳要塞以防清兵进剿。吴拒不纳。嚣自知衡阳难守，早晚必失，遂借故到岳阳巡访，视察完毕，从岳阳架小舟穿洞庭湖而入益阳临资口，沿资江上溯至安化境内之善溪口，见两岸高山耸立，滩多水急，正好隐居。便弃舟登岸，至羊角塘太阳山，山上有寺，遂退隐于此，削发为僧。安化同治县志载："有高僧嚣嚣氏者，挂锡于城北百五十里太阳寺。"为免清廷辑捕，隐姓埋名，自号嚣和尚，玉秃老人。持杖云游，一日游至冷家咀之精明山（现冷市镇精明山村），闻此有一医生姓刘名继皇，自号精明山人，为乡人治病，有求必至，且医德高尚，为穷人看病不取分文，因而载誉乡间。县志云："刘继皇一都横溪人也，生平正直端方，一介不取，好读书，至老不倦，精岐黄术，施药济人积年弗止，诚一时名士。"遂专程往见。刘氏开门迎接，见嚣相貌不凡，飘飘若仙，便盛情接待。言谈中谈及医理，见嚣嚣精通《灵》《素》，谙晓阴阳，遂起身拜求为师。嚣嚣为了使自己的医术留于人间以济世人，便欣然应允。但考虑终是出家之人，不愿沾染尘凡，要求建一吊脚楼。不日楼成，接嚣至家。

嚣嚣于楼内课授医经，不与外人接触。并赠送自撰之《伤寒十八页》《灵素揖要》《公医纪案》等，均为手抄本，其中专立"瘟疫"一章，并在序中说："楚人治伤寒而得心，见瘟疫而束手。"刘氏八修族谱云："嚣嚣子，公医师也，曾为吴三桂幕宾，因失败隐二都太阳山，精明三理，公访而从学。"3年后重返太阳山修行。

刘继皇通过3年精学，尽得嚣嚣之术，治病无有不验，医名大噪，远近求诊者，不绝于庭。从此代代相传，至今已嫡传十代，代有名医闻世。其中第二代刘陶典、第六代刘俊逸、第七代刘砚田均为当时名医，其业绩在县志、族谱中均有记载。第八代传人刘永康为民国及新中国成立初期地方名医，是最早成立的冷市中医联合诊所的主要成员之一，在新中国成立初期，参与了全民性爱国卫生运动及防治"流脑""乙脑"等工作，为新中国成立初期当地人民的卫生保健事业作出了巨大的贡献。尤其第九代刘祖贻为湖南省中医药研究院首任院长，全国第一批中医药专家学术经验继承工作指导老师，湖南省首批名中医，湖南首个获国医大师称号者，经验丰富，著述颇丰。第十代刘芳为中医博士生，研究生导师。刘新生曾任安化县中医院代理院长、党总支书记、荣誉院长等职，副主任中医师，荣获湖南省首批农村名中医及全国基层名老中医称号。刘氏世医的弟子门人遍及安化、桃源、常德等县市。形成了安化刘氏中医世家。

嚣嚣到底姓甚名谁，身世如何，无人知晓。当有人问及时，他双手合十道："有也嚣嚣，无也嚣嚣，来也嚣嚣，去也嚣嚣。"我们认为他或是明朝朱氏皇室中人，怕泄露身世，遭清朝追捕，又或是宫中太医，因他著有《公医纪案》，刘氏八修族谱所载："嚣嚣子公医师也。"总之他是一位赋性聪敏，知识渊博，既懂天文、地理、医事，又知军事之高人。他将当时国家正统的医学（宫廷医学）传于偏僻落后的安化山区，造福生活在这里的山民。这便是湖南省安化县精明山刘氏中医世家的形成与发展。

后 记

余素禀体弱，儿时多病。6岁时（1954年）启蒙就读，届临高小毕业时因食物中毒，一病两月有余，因而失学。时叔祖父刘永康先生（县域名医）在龙塘公社卫生院工作，见我身体羸弱，难从他业，便带余为徒学习中医。余家族系为当地著名中医世家，已嫡传九代，余之承继开十代传承之首。

根据祖上先儒后医之规定，于是年9月，父母将余送至安化和桃源县交界之所，名叫"老鼠峒"之大山深处就读私塾。老师为族曾祖，毕业于湖南第一师范，曾在北大任教数年，国学知识渊博，新中国成立前夕告老还乡闲居。按照计划余前去先读《药性四百味歌括》《汤头歌诀》《频湖脉学》《小儿科》等中医入门必读的医书。但另有一批学生有读《集韵增广》，有读《琼林幼学》，有读《论语》《孟子》等古书者。余在熟读医书的同时，兼听老师讲解古文，并默记在心，这对余的文化知识提高很快，为今后研习中医及阅读经典著作打下了坚实的文化基础。

经过两年苦读，基本掌握了中医入门的基础知识，然后跟师临床实习，认真听取师祖的教诲，学到了不少的诊疗经验。1965年（17岁），通过县卫生工作者协会举行的中医学徒出师考试，成绩及格，获得了行医资格，并开始在社会上正式行医，迄今为止，已行医50余年，从未间断。

余在行医之余，不断钻研中医经典著作，并涉猎各家学说，将理论与实践紧密结合，不断总结失败的教训与成功的经验，使自己的医疗技术水平逐步得到提高。

中医药学源远流长，博大精深，是熠熠生辉、旖旎多姿的中华优秀文化宝库的重要组成部分，是先贤留予今人极为珍贵的宝藏，为中华民族的生生不息、繁衍发达作出了巨大的贡献。不但对急性病症，包括急性传染病的治疗积累了丰富的治疗经验，尤其是对疑难杂症的诊治独具特色。

疑难杂症，又称难病。通常是指缺乏有效治疗方法的疾病，有学者提出将难病分为两大类，即传统难病和现代难病。传统难病是指古代医家比较公认的难病，如内科中的"风、痨、膨、隔"；现代难病是指迄今为止病因不明，或病因虽明（包括部分清楚），但现代西医学尚无特效疗法的一类疾病。如遗传性疾病、病毒性疾病、代谢性及内分泌失调性疾病、免疫性疾病。还包括因环境污染所致的"公害"，药物滥用的"药害"（包括药源性疾病），生活方式、饮食习惯不良所致的"食害"，社会心理失衡等因素引起的"心害"等所造成的疾病。随着时空的递进，这些难病包括以往的、现在的、新生的疾病，正成为笼罩在人类的巨大阴影。其中有些已排在人类死因的前列，如癌症、艾滋病、心脑血管病等，引起全球性恐惧。攻克难病是当今医学界的主要目标之一，根植于中华大地的中医药已介入了这场攻坚战，并初步显示出强大的生命力，如对抗"非典"及"新冠肺炎"中取得的成效就足以证明。

余历经几十年的临床实践，除接诊了大量的常见病、多发病外，还诊治了不少难病。现从所有治愈的难病中筛选出近百则典型病例，整理成册，并颜之曰"临证拾珠"，以资后学者借鉴，造福人类。

为了使读者易于理解和接受，在中医病名后均附用通行的现代医学病名，严格按照中医辨证分型及理法方药体系予以论治。不拘于西医的病名诊断，即不管西医诊断为何病，均从中医的整体观、动态平衡观、天人相应观、七情与脏腑内在联系观出发，谨察病机之所在而调之，以平为期。处方遣药务以中医理论为指导，遵循理法方药的应用，即使在吸收使用近代新成果时，也考虑辨证论治的原则。这些基本原则在本书所举的案例中均得到了充分的体现。

限于作者水平有限，且又长期工作在基层，对现代中医药的发展囿于见闻，缺乏创新意识，致使对一些得到治愈的实际案例，不能充分做到完整的理论升华，深感遗憾！书中可能存在不少的纰漏甚或错误之处，还请行家不吝批评指正。

本书的出版，得到了安化县中医院领导的重视与支持，医院国家基层名老中医传承工作室及学生许启蒙、王卫国、罗健等专家协助和传承人谭卓琪对资料的精心整理，尤其是得到叔父刘祖贻国医大师的指导并予作序题词，给本书增添了光彩，在此一并表示衷心的感谢！

谨以此文作为后记。

刘新生

庚子暮春于洗虑山房

图书在版编目（CIP）数据

临证拾珠：名老中医刘新生临床经验集 / 刘新生著. -- 长沙：湖南科学技术出版社，2021.9

ISBN 978-7-5710-1020-1

Ⅰ．①临… Ⅱ．①刘… Ⅲ．①中医临床－经验－中国－现代 Ⅳ．①R249.7

中国版本图书馆 CIP 数据核字(2021)第 122590 号

LINZHEN SHIZHU —— MINGLAO ZHONGYI LIUXINSHENG LINCHUANG JINGYANJI

临证拾珠——名老中医刘新生临床经验集

著　　者：刘新生
责任编辑：李　忠
出版发行：湖南科学技术出版社
社　　址：长沙市芙蓉中路一段 416 号泊富国际金融中心
网　　址：http://www.hnstp.com
湖南科学技术出版社天猫旗舰店网址：
　　　　　http://hnkjcbs.tmall.com
邮购联系：0731-84375808
印　　刷：长沙艺铖印刷包装有限公司
　　　　　（印装质量问题请直接与本厂联系）
厂　　址：长沙市宁乡高新区金洲南路 350 号亮之星工业园
邮　　编：410604
版　　次：2021 年 9 月第 1 版
印　　次：2021 年 9 月第 1 次印刷
开　　本：850mm×1168mm　1/32
印　　张：8.25
插　　页：4 页
字　　数：175 千字
书　　号：ISBN 978-7-5710-1020-1
定　　价：38.00 元